U0338512

# 学做药粥不生病

## 随身查

孙志慧 编著

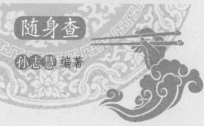

天津出版传媒集团

天津科学技术出版社

图书在版编目（CIP）数据

学做药粥不生病随身查 / 孙志慧编著 .—天津：天津科学技术出版社，2014.1（2024.4 重印）

ISBN 978-7-5308-8752-3

Ⅰ . ①学… Ⅱ . ①孙… Ⅲ . ①粥 – 食物疗法 Ⅳ . ① R247.1

中国版本图书馆 CIP 数据核字（2014）第 115584 号

学做药粥不生病随身查
XUEZUO YAOZHOU BUSHENGBING SUISHENCHA
策划编辑：杨　譞
责任编辑：孟祥刚
责任印制：刘　彤
出　　版：天津出版传媒集团
　　　　　天津科学技术出版社
地　　址：天津市西康路 35 号
邮　　编：300051
电　　话：（022）23332490
网　　址：www.tjkjcbs.com.cn
发　行：新华书店经销
印　　刷：鑫海达（天津）印务有限公司

开本 880×1 230　1/64　印张 5　字数 128 000
2024 年 4 月第 1 版第 2 次印刷
定价：58.00 元

粥为世间第一补人之物。而将药入粥，做成药粥食用，养生效果更佳，且有治病之功。食用药粥是以药疗疾、以粥扶正的一种预防和治疗疾病的食疗方式，亦是药物疗法与食物疗法的有机结合。食用药粥，既可得粥之趣，又能收药之利。药粥的主要成分为粳米、糯米和粟米等，皆具有补中益气、健脾养胃的作用，从而在祛除病邪的同时，又能纠药之偏，保护胃气，达到治病与健体的统一。

药粥可用于治病养生，因而不同于普通的粥，其制作过程历来都很有讲究。在选料上讲究合理搭配。选择药粥中所施中药时，须考虑药物与药物之间，药物与食物之间的配伍禁忌，使它们之间的作用相互补充，协调一致，食用时不至于出现差错或影响药效。药物的配伍禁忌一般参照"十八反""十九畏"，另外，还应特别注意有些剧毒药物不宜供内服食用。制作药粥的水以富含矿物质的泉水为佳。煮制药粥时应掌握好用水量，太多太少都会影响疗效。此外，火候、容器和煮粥方法都对药粥的功效有一定的影响。

为帮助读者认识各种药粥的功效和适用病症，并轻松学会制作药粥，对症选用，达到健康长寿的目的，编者精心挑选粥方，包括治疗感冒、哮喘、咳嗽等常见病症药粥，治疗高血压、高脂血症、糖尿病等慢性病对症药粥，治疗贫血、痛经、月经不调、带下病等女性常见病调养药粥，治疗遗精、早泄、阳痿等男性常见病调养药粥，治疗小儿腹泻、小儿遗尿、小儿厌食症等小儿常见病调养药粥，还有针对肥胖、美容美发的美容美体调养药粥和延年益寿、明目增视、补气养血的滋补药粥。详尽介绍了每一种药粥的原料、做法、功效、性味归经、适用疗效、用法用量、食用禁忌及药粥解说等内容，使普通读者一看就懂，一学就会，做到因病施治，从而达到防病治病、健体强身的目的。

# 第一章 中华药粥: 老祖宗留下的灵丹妙药

## 第三章　慢性病对症药粥

## 第四章　女性常见病调养药粥

## 第五章　男性常见病调养药粥

## 第六章　小儿常见病调养药粥

## 第七章　美容美体调养药粥

## 第八章　滋补药粥

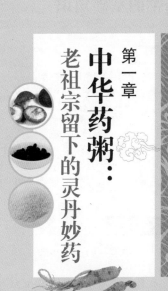

第一章

# 中华药粥：
## 老祖宗留下的灵丹妙药

# 药粥的基础知识

## 1. 药粥的起源

所谓药粥，即以药入粥中，食用治疗病症。

《史记·扁鹊仓公列传》中有对药粥最早的记载：
"臣意即以火齐粥且饮，六日气下；即令更服丸药，
出入六日，病已。"

我国最早记载的食用药粥方，是来自于长沙马王
堆汉墓出土的十四种医学方技书中。书中记载有服食
青粱米粥治疗蛇咬伤，用加热石块煮米汁内服治疗肛
门痒痛等方。

## 2. 药粥的发展演变

我国对药粥疗法记载的书籍可以追溯到春秋战国
时期。

汉代医圣张仲景善用米与药同煮作为药方，开创
了使用药粥之先河，在其著作《伤寒杂病论》中有记载。
唐代药王孙思邈收集了众多民间药粥方，编著在其《千
金方》和《千金翼方》两部书中。

到了宋代药粥有了更大的发展。如官方编撰的
《太平圣惠方》中收集了药粥方共129个。《圣济总录》
是宋代医学巨著之一，收集药粥方113个，并且还对

药粥的类别进行了详细的介绍。宋朝陈直的《养老奉亲书》一书，开创了老年医学的先河。

元朝宫廷饮膳太医忽思慧编著的《饮膳正要》一书，记载了众多保健防治药粥方。"脾胃论"创始人李东垣在他的《食物本草》卷五中，专门介绍了28个最常用的药粥方。

明代大药学家李时珍的《本草纲目》一书，记载药粥方62个。周王朱橚等编撰的《普济方》是明初以前记载药粥最多的一本书。明初开国元勋刘伯温的《多能鄙事》，万历进士王象晋《二如亭群芳谱》均记载了不同种类的药粥方。药粥治病在明朝已得到了普遍发展。

清代，药粥疗法又得到了进一步发展。费伯雄在其《食鉴本草》书中按风、寒、暑、湿、燥、火、气、血、阴、阳、痰等项将其进行分类。

直至近代，药粥疗法虽未能广泛应用于临床，但随着药膳制作的不断提高和发展，人们对药粥的益处也有了更加广泛深入的了解。药粥作为目前最佳的治疗保健的方法，正在为人类的健康发挥着巨大的作用。

## 3. 与普通粥的区别

普通粥只是将单一的食材，例如小米、大米等粮食煮成黏稠的食物，以用来充饥。而药粥则是选用药材，与粮食同煮为食物。不仅可用于充饥，还可治疗病症，具有调理和保健的功效。

# 药粥常用的食材、药材

## 1. 药粥材料

（1）食材类

**大米：**补中益气，健脾养胃，通血脉，聪耳明目，止渴止泻。

**粳米：**养阴生津，除烦止渴，健脾胃，补肺气，固肠止泻，消食化积。

**小米：**健脾和胃，增强食欲，除烦安眠，缓解精神压力。

**糯米：**温补脾胃，益气养阴，固表敛汗，可辅助治疗气虚自汗盗汗，气短乏力等症状。

**大麦：**和胃宽肠，利水，回乳。对食滞泄泻，小便淋病，水肿，妇女回乳时乳房胀痛等有食疗作用。

**绿豆：**降压降脂，滋补强身，调和五脏，保肝，清热解毒，消暑止渴，利水消肿。

**黑豆：**祛风去湿，调中下气，活血补血，补肾乌发，解毒利尿，明目美容。

**黄豆：**健脾，益气，宽肠，润燥，补血，降低胆固醇，利水，抗癌。

**扁豆：**健脾和中，

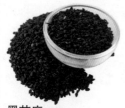

**黑芝麻**

消暑清热，解毒消肿，对脾胃虚弱，便溏腹泻，体倦乏力等病症有调养作用。

芝麻：润肠，通乳，补肝，益肾，乌发，美颜，强身体，抗衰老。

猪肉：滋阴润燥，补虚养血，对消渴羸瘦，热病伤津，便秘，燥咳等病症有食疗作用。

猪腰：补肾壮腰，益精固涩，利水消肿，可用于肾虚腰痛，遗精盗汗，产后虚弱，身面水肿等症。

猪肝：补气养血，养肝明目，增强免疫力，防衰老，抗氧化，抗肿瘤。

猪蹄：补气血，填肾精，下乳汁，美容颜，多食可改善贫血及神经衰弱等症。

猪肚：补虚损，健脾胃，对于脾虚腹泻，虚劳瘦弱，消渴，小儿疳积，尿频或遗尿等症有食疗效果。

猪心：补血养心，安神定惊，可辅助治疗心虚多汗，自汗，惊悸恍惚，怔忡，失眠多梦等症。

狗肉：补肾壮阳，温里散寒，可用于治疗老年人的虚弱症，四肢冰冷，精神不振等。

羊肉：益气补虚，散寒去湿，还可增加消化酶，保护胃壁，帮助消化。

羊肝：养肝，明目，补血，清虚热，可防治夜盲症和视力减退。

鸡肉：益气补虚，补精添髓，益五脏，健脾胃，强筋骨。

鸭肉：养胃滋阴，清肺解热，大补虚劳，利水消肿，平肝止眩。

牛肉：补脾胃，益气血，强筋骨。可用于虚损瘦弱，水肿，腰膝酸软等病症。

兔肉：兔肉富含卵磷脂，不饱和脂肪酸，多种维生素，以及8种人体所必需的氨基酸。

鸡蛋：益精补气，润肺利咽，清热解毒，滋阴润燥，养血熄风，延缓衰老。

松花蛋：中和胃酸，清热泻火，养阴止血，止泻止痢，降压止晕。

虾：补肾壮阳，通乳，安神助眠，消炎解毒。

芹菜：清热除烦，平肝降压，利水消肿，凉血止血，燥湿止带。

马蹄：清热解毒，凉血生津，利尿降压，润肺化痰，消食除胀。

胡萝卜：健脾和胃，补肝明目，益气补虚，解毒透疹，降气止咳，降脂护心。

香菇：化痰理气，益胃和中，透疹解毒，益气补虚，降脂减肥。

豆腐：益气宽中，生津润燥，清热解毒，和脾胃，抗癌，降低胆固醇，保护肝脏。

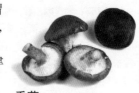

**香菇**

菠菜：补血止血，利五脏，通血脉，消食滑肠，清热除烦，养肝明目。

芦笋：清凉降火，消暑止渴，降压降脂，保肝抗癌，抗疲劳，利尿通淋。

竹笋：清热化痰，利膈益胃，生津止渴，利尿通淋，消食通便，防癌抗癌。

红薯：补虚乏，益气力，健脾胃，补肝肾，利肠通便，防癌抗癌。

韭菜：温肾助阳，益脾健胃，行气理血，预防便秘，降压降脂。

马齿苋：清热解毒，消肿止痛，凉血止痢，常用来治疗急性肠炎，痢疾。

青椒：温中下气，开胃消食，散寒除湿，缓解疲劳，降脂减肥。

玉米：开胃益智，宁心活血，调理中气，降低血脂，防癌抗癌。

芋头：补脾益胃，润肠通便，消肿止痛，化痰散结，填精益髓。

冬瓜：清热解毒，利水消肿，减肥美容，润肺止咳。

牛蒡：疏风散热，宣肺透疹，解毒利咽，美白消斑。

梨：止咳化痰，清热降火，养血生津，润肺去燥。

佛手柑：疏肝解郁，理气和中，化痰止咳。

香蕉：清热通便，解酒，降压，抗癌，对便秘，痔疮，肠癌患者大有益处。

木瓜：和中祛湿，健脾消食，解毒消肿，平肝舒筋，清热解暑，降压，通乳。

甜瓜：清暑热，解烦渴，利小便，保护肝脏，防治肝炎。

### （2）药材类

党参：补中益气，健脾益肺。用于劳倦乏力，气短心悸，食少，虚喘咳嗽，内热消渴等症。

山药：补脾养胃，生津益肺，补肾涩精。用于脾虚食少，久泻不止，肺虚喘咳，肾虚遗精，虚弱消渴等症。

大枣：补脾和胃，益气生津。常用于治疗胃虚食少，脾弱便溏，气血不足，心悸怔忡等病症。

甘草：补脾益气，清热解毒，祛痰止咳。用于脾胃虚弱，心悸气短，咳嗽痰多等症。

蜂蜜：调补脾胃，缓急止痛，润肺止咳，润肠通便，润肤生肌，解毒，主治肺燥咳嗽，肠燥便秘，目赤口疮，溃疡不敛，水火烫伤，手足皲裂等症。

核桃仁：温补肺肾，定喘润肠。可用于治疗腰腿酸软，筋骨疼痛，须发早白，虚劳咳嗽，小便频数，便秘等。

当归：补血活血，调经止痛，润肠滑肠。多用于月经不调，经闭腹痛，瘀血，崩漏，血虚头痛，眩晕，跌打损伤等症。

何首乌：补肝益肾，养血祛风。治肝肾阴亏，发须早白，血虚头晕，腰膝软弱，筋骨酸痛，遗精，崩带，久虐久痢，慢性肝炎等症。

　　**阿胶**：滋阴润燥，补血，止血，安胎。可用于治疗眩晕，心悸失眠，血虚，虚劳咳嗽，吐血，便秘等症。

　　**龙眼肉**：补益心脾，养血宁神，健脾止泻。适用于病后体虚，心悸怔忡，健忘失眠等症。

　　**枸杞子**：滋肾润肺，补肝明目。多用于治疗肝肾阴亏，腰膝酸软，头晕目眩，目昏多泪，虚劳咳嗽，消渴，遗精等症。

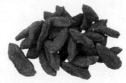

枸杞子

　　**麦冬**：养阴生津，润肺清心。常治疗肺燥干咳，虚劳咳嗽，心烦失眠，内热消渴，肠燥便秘等症。

　　**百合**：润肺止咳，清心安神。常用来治肺热久咳，痰中带血，热病后余热未清，虚烦惊悸，神志恍惚等症。

　　**银耳**：滋补生津，润肺养胃。主要用于治疗虚劳，咳嗽，痰中带血，津少口渴，病后体虚，气短乏力等病症。

　　**生姜**：解表，散寒，止呕，开痰。常用于脾胃虚寒，食欲减退，胃寒呕吐，风寒或寒痰咳嗽，恶风发热，鼻塞头痛等病症。

　　**葱白**：发汗解表，散寒祛风，通阳解毒。主治风寒感冒，寒热头痛，阴寒腹痛，虫积内阻，二便不通，痢疾痈肿等症。

　　**薄荷**：疏风散热，利咽透疹，清利头目。主治外感风热头痛，目赤，咽喉肿痛，食滞气胀等症。

菊花：疏风解散，清肝明目，清热解毒。常用于治疗肝阳上亢引起的头痛，眩晕，目赤，心胸烦热等症。

柴胡：和解表里，疏肝解郁，升阳举陷。主治寒热往来，胸满胁痛，头痛目眩，下利脱肛，子宫下垂等症。

栀子：泻火除烦，清热利湿，凉血解毒。常用于治疗热病，虚烦不眠，目赤等症。

莲子：清心安神，补脾止泻，涩精止遗。常用于治疗心烦失眠，脾虚久泻等症。

**莲子**

决明子：清肝明目，润肠通便。用于目赤涩痛，头痛眩晕，高血压，肝炎等症。

黄连：泻火燥湿，解毒杀虫。主治时行热盛心烦，消渴等症。

金银花：清热解毒。可治发热，热毒血痢，肿毒等一切热毒病症。

薏苡仁：健脾补肺，清热利湿。主要用于治疗泄泻，湿痹，水肿，脚气等症。

小茴香：开胃进食，理气散寒的功效。主要治疗脾胃虚寒，食欲减退，恶心呕吐等症。

陈皮：理气健脾，燥湿化痰。治疗脾胃气滞之脘腹胀满或疼痛，消化不良等症。

山楂：消食化积，行气散瘀。治疗肉食积滞，胃脘胀满，泻痢腹痛等症。

槟榔：驱虫消积，下气行水。治疗虫积疖疾，食滞不消，腹脘胀痛等症。

杏仁：祛痰，止咳，平喘，润肠。主要用于治疗外感咳嗽，便秘等症。

白果：敛肺气。定喘咳，缩小便。主要用于治疗哮喘，白带，遗精等病症。

天麻：熄风，定惊。主治眩晕，头风头痛，半身不遂，急慢惊风等症。

## 2. 如何选购

大米：透明或半透明，腹白较小，硬质粒多，油性较大。

粳米：白色或蜡白色，腹白小，硬质粒多。

小米：米粒大小、颜色均匀，乳白色、黄色或金黄色，有光泽。

糯米：乳白或蜡白色，不透明，形状长椭圆形，细长，硬度小。

大麦：颗粒饱满，无杂质。

绿豆：颜色鲜绿，大小均匀，无杂质。

黑豆：圆形或球形，黑色，颗粒均匀，坚硬，无杂质。

黄豆：颜色鲜艳，颗粒饱满，无杂质，有鲜香气。

扁豆：皮光亮，肉厚不显籽。

芝麻：颜色呈深灰色，无杂质，饱满，不褪色。

猪肉：色泽光亮，红色均匀，脂肪呈乳白色，不黏手，有韧性，按压后立即恢复原状，无异味。

猪腰：颜色正常，无血点。

猪肝：色泽光亮，呈紫红色，有弹性，无硬块水肿。

猪蹄：肉色，无臭味。

猪肺：有光泽，弹性，呈粉红色，无异味。

猪肚：色泽正常，无血块，无臭味。

猪心：有弹性，质地坚韧，按压有鲜红血液渗出。

狗肉：颜色呈深红色，有弹性，有腥膻味。

羊肉：色泽光亮，鲜红，有弹性，无异味。

羊肝：色泽鲜红，有弹性，没有污点。

鸡肉：颜色呈粉红色，有光泽，肉质紧密。

鸭肉：肉质呈玫瑰色，无异味。

牛肉：色泽光亮，红色均匀，有弹性，无异味。

兔肉：色泽光亮，红色均匀，有弹性，按压立即回复。

鸡蛋：透光度好，外表粗糙。摇动无声，哈气后有轻微生石灰味。

松花蛋：外壳呈灰白色，无黑斑，颤动大，无声响。

虾：外壳清晰鲜明，虾体完整。

芹菜：平直，颜色不宜浓绿。

马蹄：颜色呈洋紫红，个大，新鲜。

胡萝卜：色泽鲜嫩，直溜，掐后水分多。

香菇：肉厚，菇面平滑，大小均匀，有香气。

豆腐：乳白色或淡黄色，稍有光泽。豆质细嫩，富有弹性，无杂质，有香味。

菠菜：菜梗红短，叶子新鲜，叶面宽，叶柄短。

芦笋：形状正直，嫩茎新鲜、质地细密，笋尖花苞紧密，无臭味。

竹笋：外壳色泽呈鲜黄色或淡黄略带粉红，笋壳完整，饱满光洁，肉色洁白如玉。

红薯：外面光滑，发亮，坚硬。

韭菜：紫根，颜色较深，较短粗。

马齿苋：气味酸，有黏性，株小，质嫩，叶多，颜色呈青绿色。

青椒：颜色呈鲜绿色，肉厚，明亮，有弹性。

玉米：颗粒整齐，表面光滑，平整。

芋头：外皮无伤痕，有硬度，体型大。

冬瓜：外形光滑，无斑点，肉质较厚，瓜瓤少。

牛蒡：表面光滑、形态顺直，无杈根、无虫痕。

梨：个大适中，果皮薄细，光泽鲜艳，无虫眼。

佛手柑：果皮金黄，肉质白嫩。

香蕉：色泽新鲜、光亮，果皮呈鲜黄或青黄色，形大而均匀，果面光滑。

木瓜：表面斑点多，颜色刚刚发黄，摸起来不是很软。

甜瓜：蜡黄色，手感不要太软，闻起来有香味。

党参：山土色，表面有灰尘，闻起来是本香。

山药：茎干笔直、粗壮，表皮较光滑，颜色呈自然皮肤色。

大枣：皮色紫红，颗粒大而均匀，形短壮圆整，皱纹少，痕迹浅。

**甘草：**外皮细紧，颜色呈红棕色。根茎呈圆柱形。

**蜂蜜：**颜色呈浅淡色，起可见柔性长丝，不流断，有花香。

**核桃仁：**个大圆整，壳薄白净，色泽白净，果身干燥。

**当归：**土棕色或黑褐色，根略呈圆柱形，根头略膨大，质较柔韧，有香味。

**何首乌：**外表面带红棕色。断面有云锦状花纹。

**阿胶：**棕褐色长方形或方形扁块，块形平整，表面光滑，边角齐整，有光泽。

**龙眼肉：**暗褐色，质地柔韧。

**枸杞子：**呈椭圆扁长而不圆，呈长形而不瘦，颜色柔和，有光泽、肉质饱满，呈暗红色。

**麦冬：**呈纺锤形半透明体。呈黄白色或淡白色。质地柔韧。

龙眼

**百合：**颜色呈白色，或者稍带淡黄色或淡棕黄。质硬而脆。

**银耳：**呈白色或略带微黄，耳花大而松散，耳肉肥厚。干燥，无异味。

**生姜：**颜色发暗，较干，无异味。

**葱：**新鲜青绿，无枯、焦、烂叶，葱白长，管状叶短。

**鲜薄荷：**叶厚，颜色鲜绿。

**菊花：**有花萼，且颜色偏绿。

**柴胡：**北柴胡呈圆柱形或长圆锥形，表面黑褐色或浅棕色，质硬而韧，气微香。南柴胡根较细，圆锥形表面红棕色或黑棕色，质稍软。

**栀子：**果实长圆形或椭圆形，呈橙红色、红黄色、淡红色、淡黄色。

**莲子：**呈椭圆形或类球形，表面呈浅黄棕色或红棕色，质硬。

**决明子：**呈短圆柱形，表面呈棕绿色或暗棕色，平滑，有光泽。

**黄连：**表面呈灰黄色或黄褐色，粗糙。多集聚成簇，常弯曲，形如鸡爪，质硬。

**金银花：**呈黄白色或绿白色，表面有或无毛。气清香。

**薏苡仁：**表面呈乳白色，光滑，粒大充实，无皮碎。

**小茴香：**颜色偏土黄色或者黄绿色，粒大而长，质地饱满，鲜艳光亮，有甘草味。

**陈皮：**外表面橙黄色或红棕色，质稍硬而脆。

**山楂：**片薄而大，皮色红艳，肉色嫩黄。

**槟榔：**表面呈淡黄棕色至暗棕色，质极坚硬，个大，无破裂。

**杏仁：**颗粒大、均匀、饱满、有光泽。

**白果：**外表洁白、无霉点、无声音。

**天麻：**表面呈黄白色或淡黄棕色，半透明，质坚硬。

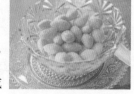

**白果**

15

## 常喝药粥保健的好处

粥，俗称稀饭，是人们日常生活中再熟悉不过的饮食之一。药粥，就是中药和米共同煮成的粥。各种药粥均以粮食为主要成分，粮食是人类饮食的主要成分，为人

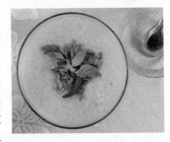

体提供维持生命和进行生理活动的营养物质。古人之所以对粥如此偏爱是因为粥可以治病养生。自古以来一直推崇食药同源，食物也是药物，药物也可提供食用，寓治疗于饮食之中，即食亦养，养亦治，这是中医学的一大特点。药粥疗法在我国有悠久的历史，早在数千年前的《周书》中就有"黄帝煮谷为粥"的记载。

药粥之所以能起到养生和医疗作用，是因为粥一般以五谷杂粮为原料，净水熬制而成，谷类含有人体必需的蛋白质、脂肪、糖类和多种维生素及矿物盐等营养物质，经慢火熬制之后，质地糜烂稀软，甘淡适口，容易消化吸收。在粥中加入一些药物称药粥，则治疗作用更强，效果更明显。

## 1. 增强体质，预防疾病

　　药粥是在中医药理论基础上发展的以中医学的阴阳五行、脏腑经络、辨证施治的理论为基础，按照中医处方的原则和药物、食物的性能进行选配而组合成方的。俗话说："脾胃不和，百病由生。"脾胃功能的强盛与否与人体的健康状况密切相关。药粥中的主要成分粳米、糯米、粟米等，本来就是上好的健脾益胃佳品。再与黄芪、人参、枸杞子、山药、桂圆、芝麻、核桃等共同熬成粥，其增强体质的效果可想而知。

药粥通过调理脾胃，改善人体消化功能，对于增强体质、扶助正气具有重要作用。以药粥预防疾病，民间早有实践。比如，胡萝卜粥可以预防高血压，薏苡仁粥可以预防癌症、泄泻。

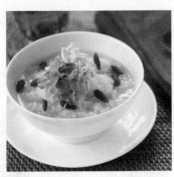

## 2. 养生保健，益寿延年

　　药粥是药物疗法、食物疗法与营养疗法相结合的疗法，能收到药物与米谷的双重效应。关于药粥的养生保健作用，宋代著名诗人陆游曾作诗曰："世人个个学长年，不悟长年在目前。我得宛丘平易法，只将食粥致神仙。"的确，很多中药都有延年益寿、延缓衰老的功效，如人参、枸杞子、核桃仁等。熬成药粥，经常服用，可以抗衰老，延天年。

## 3. 辅助治疗

一般情况下，药粥被作为病后调养的辅助治疗方法。如在急性黄疸型肝炎的治疗过程中，可以配合使用茵陈粥；在急性尿路感染的治疗过程中，可以配合使用车前子粥；在神经衰弱的治疗过程中，可以配合使用酸枣仁粥等。

药粥适合身体虚弱、需要补养的大病初愈患者或产后妇女。慢性久病患者，由于抗病能力低下，往往不能快速地痊愈，长期采用中西药物治疗，不仅服用麻烦，而且有些药物还有不良反应。根据病情的不同加入不同的中药熬粥使用，既能健脾胃，又能治疗疾病。

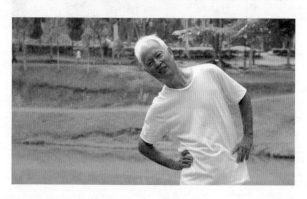

# 如何制作药粥及禁忌

药粥疗法的历史悠久，影响极广，是我国饮食疗法百花园中一朵普通而又独特的奇葩。药粥的制作历来都很有讲究。如原材料、水、火候、容器、药物、煮粥方法的选择等。

## 1. 选料

各种食物的合理搭配对人体健康有着十分重要的意义，"五谷为养，五果为助，五畜为益，五菜为充"，药粥的基本原料一般都采用粮食作为主料，供煮粥的食物主要是米谷类：粳米、糯米、粟米、小麦、大麦、荞麦、玉米。还有豆类，如黄豆、黑豆、绿豆、蚕豆等，肉类有羊肉、羊肾、雀肉、鲤鱼、虾等。这些食物都有不同的属性和作用，同米配伍的药物，则根据不同的对象和症

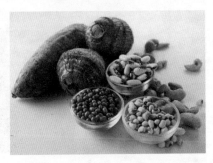

情,辨证选用。因此,应辨证、辨病地进行食物的选用,同时注意食物与药物之间的配伍禁忌。

因此,应辨证地进行食物的选用,同时注意食物与药物之间的配伍禁忌。药粥中所施的中药,应按中医的传统要求,进行合理的加工制作,同时还要注意药物与药物之间,药物与食物之间的配伍禁忌,使它们之间的作用相互补充,协调一致,不至于出现差错或影响药效。药物的配伍禁忌一般参照"十八反","十九畏",另还应特别注意有些剧毒药物不宜供内服食用。

## 2. 择水

水要以富含矿物质的泉水为佳,但总的来说是越纯净甘美就越好。煮制药粥时应掌握好用水。如果加水太多,则会延长煎煮的时间,使一些不易久煎的药物失效。如果煎汁太多,病人也难以按要求全部喝完。

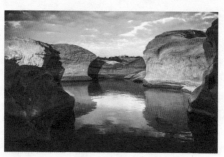

加水太少,则药物有效的成分不易煎出,粥米也不容易煮烂。用水的多少应根据药物的种

类和米谷的多少来确定。

## 3. 掌握好火候

一般情况下，先用旺火将水烧开，然后下米，再用文火煲透，整个过程要一气呵成，中途不可间断或加水等。现在煮粥的方式越来越多，家庭中高压锅、电饭煲，甚至微波炉都能承担煮粥任务；煮粥的方法有煮和闷。煮就是先用旺火煮至滚开，再改用小火将粥汤慢慢煮至稠浓。闷法是指用旺火加热至滚沸后，倒入有盖的木桶内，盖紧桶盖，闷约2小时。

## 4. 容器的选择

能够供煮粥的容器很多，如砂锅、搪瓷锅、铁锅、铝制锅等。中医的传统习惯是选用砂锅，因为砂锅煎熬可以使药粥中的中药成分充分熬制出，避免因用金属锅煎熬引起一些不良化学反应。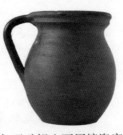
所以，用砂锅煎煮最为合适，如无砂锅也可用搪瓷容器代替。新用的砂锅要用米汤水浸煮后再使用，防止煮药粥时有外渗现象，刚煮好后的热粥锅，不能放置冰冷处，以免砂锅破裂。

## 5. 选择药物

药粥，毕竟是药与米的合用。因此，同样有病证禁忌，配伍禁忌和食物禁忌。如脾胃虚寒的人，不宜多食性凉清火的粥；阴虚内热的人，而不宜多食性温生火的粥。总之，立法取药，用药煮粥，同样应保证安全有效。

## 6. 煮粥的方法

煮药粥用的药一般多为植物，根据药物的特性可分为以下几种方法：

（1）药物与米直接一起煮，即将药物直接和米谷同煮，凡既是食物，又是药物的中药，如红枣、山药、绿豆、扁豆、核桃仁、薏苡仁、羊肉、鲤鱼、鸭肉等。

（2）药末和入同煮发，为了方便烹制和食用，先将药物研为细末，再和米同煮。如茯苓、贝母、山药、芡实、人参等研为细末。

（3）原汁入煮法，以食物原汁如牛奶、鸡汁、酸奶与米同煮，或等粥将熟时加入。

（4）药汁代水熬粥法。先将所选中药煎后去渣，再以药液与米谷一起熬粥，这种方法将常用。如安神宁心的酸枣仁粥，补肝肾、益精血的何首乌粥。

（5）中药煎取浓汁后去渣，再与米谷同煮粥食。如黄芪粥、麦门冬粥、菟丝子粥等。

# 喝药粥的禁忌

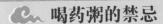

## （1）早餐不宜空腹喝粥

早餐最好不要空腹喝粥。特别是老年人，更应该避免在早餐空腹。早晨吃早餐时最好先吃一片面包或其他主食，然后再喝粥。

## （2）粥不宜天天喝

粥毕竟以水为主，"干货"极少，在胃容量相同的情况下，同体积的粥在营养上与馒头、米饭相比还是有一些距离的。尤其是白粥，营养远远无法达到人体的需求量。所以在饮用白粥时，最好加入一些菜或者肉，这样以求营养均衡。

## （3）喝粥的同时也应吃点干饭

天气炎热，人往往食欲不佳，一些肠胃不好的人则会选择喝粥作为主食。其实光喝粥并不一定利于消化，应该再吃点干饭。吃干饭的同时注意细嚼慢咽，让食物与唾液充分混合。唾液是很利于帮助人体的消化的。

## （4）老年人不宜长期喝粥

老年人若长期喝粥会导致营养缺乏。长期喝粥还会影响唾液的分泌，不利于保护自身的胃黏膜。此外喝粥缺少咀嚼，会加速器官退化。粥类中纤维含量较低，不利于老年人排便。

### （5）婴儿不宜长期喝粥

粥的体积较大，营养密度却很低。以粥作为主要的固体食物喂给婴儿，会引起婴儿的营养物质缺乏，导致生长发育迟缓。

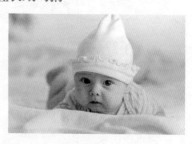

### （6）八宝粥更适合成年人喝

八宝粥中各类坚果及营养物质，不利于儿童消化。相反对于成人身体需求量的供应却是极佳的。因此八宝粥是成人日常的保健饮品。

### （7）胃病患者不宜天天喝粥

稀粥没有咀嚼就吞下，得不到唾液中淀粉酶的初步消化，同时稀粥含水分较多，进入胃内稀释了胃液，从消化的角度讲是不利的。稀粥容量大，热量少，加重胃部负担。因此胃病患者不宜天天喝粥。

### （8）夏季不宜喝冰粥

冰粥经过冰镇，和其他冷食一样，有可能促进胃肠血管的收缩，影响消化。因此在夏季还是尽量饮用温粥更加适宜。

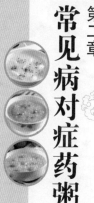
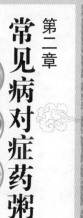

第二章

常见病对症药粥

>>>> 感冒

# 芋头香菇粥 ▼

 选取原料 芋头35克●猪肉、香菇、虾米、盐、鸡精、芹菜、米各适量

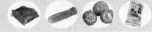

**制作方法**

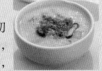

❶香菇用清水洗净泥沙，切片。猪肉洗净，切末。芋头洗净，去皮，切小块。虾米用水稍泡洗净，捞出。大米淘净，泡好。❷锅中注水，放入大米烧开，改中火，下入其余备好的原材料。❸将粥熬好，加盐、鸡精调味，撒入芹菜粒即可。

【性味归经】芋头性平，味甘、辛。归肠、胃经。

【适用疗效】用于风寒感冒。

【用法用量】温热服用，早晚各 1 次。

【食物禁忌】不宜久服用。

•药粥解说 此粥能治疗风寒引起的感冒等症。

秘方来源 经验方。

# 小白菜萝卜粥 ▼

**选取原料** 小白菜30克●胡萝卜、大米、盐、味精、香油各适量

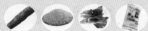

**制作方法**

❶小白菜洗净，切丝。胡萝卜洗净，切小块。大米泡发洗净。❷锅置火上，注水后，放入大米，用大火煮至米粒绽开。❸放入胡萝卜、小白菜，用小火煮至粥成，放入盐、味精，滴入香油即可食用。

【性味归经】白菜性味甘平。入胃、大肠经。

【适用疗效】用于风寒引起的鼻塞。

【用法用量】每日温热服用1次。

【食物禁忌】脾胃虚寒者忌服用。

●药粥解说 小白菜能通利肠胃、清热解毒、止咳化痰。胡萝卜能健脾化滞，可治咳嗽、眼疾等症。此粥能治疗风寒引起的鼻塞、咳嗽等症。

秘方来源 经验方。

# 山药扁豆粥 ▼

| 选取原料 | 鲜山药30克 ● 白扁豆15克 ● 粳米30克

**制作方法**

❶粳米、扁豆和水共煮至八成熟。❷山药捣成泥状加入煮成稀粥。

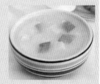

【性味归经】山药性平，味甘。归脾、肺、肾经。

【适用疗效】可用于风寒引起的感冒。

【用法用量】温热服用，每日2次。

【食物禁忌】扁豆若没有煮熟透，食用之后可能会发生中毒。

●**药粥解说** 山药有促进白细胞吞噬的功效。扁豆有刺激骨髓造血、提升白细胞数的功效。几物合熬为粥，有增强人体免疫力和补益脾胃的功效，适宜风寒引起的感冒患者服用。

秘方来源《太平圣惠方》。

# 空心菜粥 ▼

 空心菜15克●大米100克●盐2克

## 制作方法

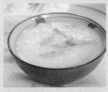

❶大米洗净，泡发。空心菜洗净，切段。❷锅置火上，注水后，放入大米，用旺火煮至米粒开花。❸放入空心菜，用文火煮至粥成，调入盐入味，即可食用。

【性味归经】空心菜性微寒，味甘，归肝、心、大肠、小肠经。

【适用疗效】驱痛解毒。

【用法用量】每日温热服用1次。

• 药粥解说 空心菜，有清热凉血、利尿、清热解毒、利湿止血等功效。大米是人类的主食之一，含有蛋白质，脂肪，维生素 B₁、维生素 A、维生素 E 及多种矿物质。大米与空心菜合熬为粥，有驱痛解毒的功效。

秘方来源 经验方。

# 南瓜红豆粥 ▼

 选取原料 红豆、南瓜各适量●大米100克●白糖6克

制作方法

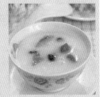

❶大米泡发洗净。红豆泡发洗净。南瓜去皮洗净，切小块。❷锅置火上，注入清水，放入大米、红豆、南瓜，用大火煮至米粒绽开。❸再改用小火煮至粥成后，调入白糖即可。

【性味归经】红豆性平、味甘酸；入心、小肠经。
【适用疗效】散寒、增强抵抗力。
【用法用量】早、晚餐服用。

【食物禁忌】红豆不宜与羊肉同食。

•药粥解说 红豆有补血、利尿、消肿、清新养神、健脾益肾、增强抵抗力等功效。南瓜能保护胃黏膜、助消化。此粥香甜可口，能散寒，增强抵抗力。

秘方来源 经验方。

# 豆腐菠菜玉米粥 ▼

 选取原料 玉米粉90克●菠菜10克●豆腐30克●盐2克●味精1克●香油5克

### 制作方法

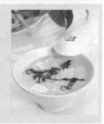

❶菠菜洗净。豆腐洗净，切块。❷锅置火上，注水烧沸后，放入玉米粉，用筷子搅匀。❸再放入菠菜、豆腐煮至粥成，调入盐、味精，滴入香油即可食用。

【性味归经】玉米性味甘平；入肝、胆、膀胱经。

【适用疗效】用于风寒引起的头痛，咽痛等症。

【用法用量】每日温热服用1次。

●药粥解说 豆腐有益气，和胃，健脾等功效。菠菜含有大量的胡萝卜素，能促进生长发育，增强抗病能力，也能促进人体新陈代谢，延缓衰老。此粥可治疗风寒引起的头痛等症。

秘方来源 经验方。

# 大蒜洋葱粥 ▼

**选取原料** 大蒜、洋葱各15克●大米90克●盐、味精、葱、生姜各适量

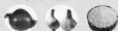

**制作方法**

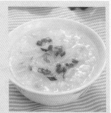

①大蒜去皮洗净，切块。洋葱洗净，切丝。生姜洗净，切丝。大米洗净，泡发。葱洗净，切花。②锅置火上，注水后，放入大米用旺火煮至米粒绽开，放入大蒜、洋葱、姜丝。③用文火煮至粥成，加入盐、味精入味，撒上葱花即可。

【性味归经】洋葱性温，味甘辛。归肝、脾、胃、肺经。

【适用疗效】适用于风寒引起的头痛等症。

【用法用量】每日温热服用1次。

**●药粥解说** 洋葱有杀菌作用。蒜能杀菌，促进食欲，保护胃黏膜。此粥能治疗由风寒引起的头痛等症。

**秘方来源** 经验方。

# 荆芥粥 ▼

选取原料 粳米100克●豆豉30克●荆芥、薄荷各10克

制作方法

❶取粳米洗净熬煮。❷荆芥、薄荷、豆豉洗净煮后取汁备用。❸待粳米将熟时，加入汁煮沸即可。

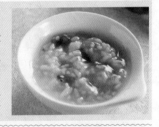

【性味归经】荆芥性微湿，味辛微苦。归肺、肝经。

【适用疗效】用于风寒引起的发热，头痛，失眠等症。

【用法用量】温热服用。

【食物禁忌】荆芥、薄荷、豆豉熬粥时间不宜太久。

•药粥解说 荆芥可解表祛风，透疹消疮。薄荷叶可用于感冒发热、头痛等症。豆豉可解表，除烦，发郁热。

秘方来源《饮膳正要》。

>>>> 哮喘

## 瘦肉豌豆粥 ▼

**选取原料** 瘦肉、豌豆、大米、盐各适量●鸡精、葱花、姜末、料酒、酱油、色拉油各适量

**制作方法**

❶瘦肉剁成末。大米淘净，用水浸泡半小时。❷大米入锅，加清水烧开，改中火，放姜末、豌豆煮至米粒开花。❸再放入猪肉，改小火熬至粥浓稠，加入各种调料调味，撒上葱花即可。

【性味归经】瘦肉甘咸，入脾、胃、肾三经。
【适用疗效】用于咳嗽、口干等症。
【用法用量】每日温热食用 1 次。

**药粥解说** 猪肉对热病伤津、便秘、咳嗽等病症有食疗的作用。豌豆有补中益气、利小便的功效。此粥有助于咳嗽的治疗。

**秘方来源** 经验方。

# 山药冬菇瘦肉粥 ▼

 选取原料 山药、冬菇、猪肉各100克●大米80克●盐3克●味精1克●葱花5克

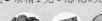

制作方法

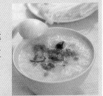

❶冬菇泡发，切片。山药洗净，去皮，切块。猪肉切末。大米淘净。❷锅中注水，下入大米、山药，武火烧开至粥冒气泡时，下入猪肉、冬菇煮至猪肉变熟。❸再改文火将粥熬好，调入盐、味精调味，撒上葱花即可。

【性味归经】山药性平，味甘。归肺，脾，肾经。

【适用疗效】用于咳嗽，口干等症。

【用法用量】每日温热食用1次。

•药粥解说 山药能补脾养胃。冬菇有补肝肾、健脾胃、益气血、益智安神的功效。猪肉有补肾养血、滋阴润燥的功效，对热病伤津、咳嗽等病有食疗作用。

秘方来源 民间方。

# 白果瘦肉粥 ▼

**选取原料** 白果20克●瘦肉50克●玉米粒、红枣、大米、盐、味精、葱花各少许

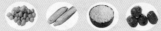

**制作方法**

① 锅中注水，下入大米、玉米、白果、红枣，旺火烧开，改中火，下入猪肉煮至猪肉变熟。② 改小火熬煮成粥，加盐、味精调味，撒上葱花即可。

【性味归经】白果性味甘、苦、涩、平，有小毒。归肺经。

【适用疗效】用于咳嗽、气喘等症。

【用法用量】每日温热食用1次。

【食物禁忌】外感咳嗽者忌食用。

•**药粥解说** 白果具有敛肺气、定喘咳的功效。瘦肉有滋阴润燥、补肾养血的功效，对咳嗽等病有食疗作用。其合熬为粥，有润肺平喘的功效。

**秘方来源** 民间方。

# 黑豆瘦肉粥 ▼

选取原料 大米、黑豆、猪瘦肉、皮蛋、盐、味精、胡椒粉、香油、葱花各适量

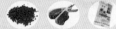

制作方法

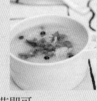

①猪瘦肉洗净切片。皮蛋去壳，洗净切丁。②锅置火上，注入清水，放入大米、黑豆煮至五成熟。③再放入猪肉、皮蛋煮至粥将成，加盐、味精、胡椒粉、香油调匀，撒上葱花即可。

【性味归经】黑豆性平，味甘。归脾，胃经。

【适用疗效】用于咳嗽等症。

【用法用量】每日温热食用1次。

•药粥解说 黑豆具有祛风除湿、调中下气、活血、解毒、利尿、明目等功效。猪瘦肉中含有蛋白质、脂肪、碳水化合物、磷、钙、铁、维生素等营养成分，可以滋阴，润燥，对热病伤津、咳嗽等病有食疗作用。

秘方来源 民间方。

# 杏仁粥 ▼

**选取原料** 粳米60克 ● 杏仁20克

**制作方法**

① 取粳米洗净熬煮。② 杏仁洗净煮后取汁。③ 待粥将熟时加入杏仁汁煮沸即可。

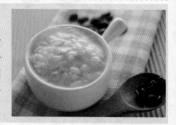

【性味归经】杏仁性温，味苦。归肺、脾、大肠经。

【适用疗效】用于咳嗽、气喘等症，有润肺平喘之功效。

【用法用量】温热服用，早晚各1次。

【食物禁忌】阴虚、大便溏泻者忌用。

**药粥解说** 杏仁，适用于干咳无痰、肺虚久咳及便秘者，因伤风感冒引起的多痰、咳嗽气喘、大便燥结者。

**秘方来源**《食医心鉴》。

# 半夏山药粥 ▼

**选取原料** 山药40克●半夏20克●大米80克●枸杞适量

**制作方法**

❶取半夏洗净，煮后取汁。❷山药洗净碾成粉加入半夏汁、枸杞和大米一同熬煮成粥。

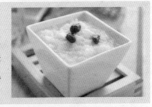

【性味归经】半夏性温，味辛。归脾、胃、肺经。

【适用疗效】用于咳嗽、痰湿等症。有润肺化痰之功效。

【用法用量】温热服用，早晚各1次。

【食物禁忌】半夏应煎煮长久。

•药粥解说 半夏有化痰、益脾胃气、消肿散结、除胸中痰涎的功效。口干舌麻、胃部不适者忌服用。山药与半夏结合可起到润肺健脾，燥热化痰。

秘方来源《药性论》。

# 蔗浆粥 ▼

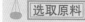

**选取原料** 粳米50克●甘蔗500克

**制作方法**

① 取粳米洗净熬煮。
② 甘蔗洗净碾碎后取汁。
③ 待粥将熟时，加入甘蔗汁煮沸即可。

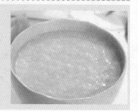

【性味归经】甘蔗性微寒，味甘。归肺、脾、胃经。
【适用疗效】用于咳嗽、口干等症，有润肺止咳之功效。
【用法用量】温热服用。

【食物禁忌】糖尿病者忌服用。

●药粥解说 甘蔗可治热病津伤、心烦口渴、反胃呕吐、肺燥咳嗽、大便燥结、醉酒等病症。此粥味道甘甜，还可解酒毒，具有很好的保健效用。

秘方来源《采珍集》。

# 石菖蒲猪肾粥 ▼

 选取原料 粳米50克●石菖蒲25克●猪肾1枚●葱白适量

## 制作方法

❶取粳米洗净熬煮。猪肾、葱洗净切好后与粳米同煮。❷石菖蒲洗净煎后取汁。❸待粳米将熟时，加入石菖蒲汁一同煮沸即可。

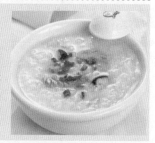

【性味归经】石菖蒲性温，味辛，苦。归心、胃经。
【适用疗效】润肺化痰。
【用法用量】温热服用，每日2次。

【食物禁忌】血虚、多汗者忌服用。

●药粥解说 猪肾有健肾补腰、和肾理气之功效。此粥可用于治疗神志不清、热病神昏、癫痫等症。

秘方来源《圣济总录》。

>>>> 咳嗽

# 枇杷叶冰糖粥 ▼

 选取原料 枇杷叶适量 ●大米100克 ●冰糖4克

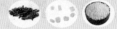

制作方法

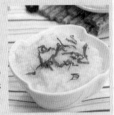

❶锅置火上，倒入清水，放入大米，以大火煮至米粒开花。❷再加入枇杷叶丝，以小火煮至粥呈浓稠状，下入冰糖煮至融化，即可。

【性味归经】枇杷性平，味甘，酸。归肺、胃经。

【适用疗效】用于肺热咳喘等症。

【用法用量】温热服用，早晚各1次。

【食物禁忌】外感咳嗽者忌食用。寒凉者忌服用。

● 药粥解说 枇杷叶主治肺热咳喘、咯血、胃热呕吐等症。枇杷叶中含有种类丰富的熊果酸等物质和维生素等。此粥治疗咳嗽效果显著。

秘方来源《老老恒言》。

# 红豆枇杷粥 ▼

 选取原料 红豆80克 ● 枇杷叶15克 ● 大米100克 ● 盐2克

**制作方法**

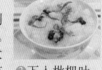

❶大米泡发洗净。枇杷叶刷洗净绒毛,切丝。红豆泡发洗净。❷锅置火上,倒入清水,放入大米、红豆,以大火煮至米粒开花。❸下入枇杷叶,再转小火煮至粥呈浓稠状,调入盐拌匀即可。

【性味归经】红豆性平、味甘酸;入心、小肠经。
【适用疗效】有润肺化痰之功效。
【用法用量】每日服用两次。

【食物禁忌】寒凉者忌服用。

药粥解说 红豆有健脾生津、祛湿益气、清心养神、强化体力、增强抵抗力等功效。枇杷叶有化痰止咳、和胃止呕的功效。此粥有润肺止咳的功效。

秘方来源 民间方。

# 🦆 鸭肉玉米粥 ▼

⚖ 选取原料 红枣、鸭肉、玉米粒、大米、料酒、姜末、盐、葱花各适量

🍲 制作方法

❶红枣洗净，切成小块。大米、玉米粒淘净，泡好。鸭肉洗净，切块，用料酒腌渍片刻。❷鸭肉过油，倒入鲜汤，放入大米、玉米粒，旺火煮沸，下入红枣、姜末熬煮。❸改小火，待粥熬出香味，加盐调味，撒上葱花即可。

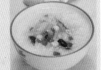

【性味归经】鸭肉性寒，味甘咸。归脾、胃、肺、肾经。
【适用疗效】有润肺止咳的功效。
【用法用量】每日服用1次。

【食物禁忌】 胃肠寒湿之气重者不宜食用。

◆药粥解说 鸭肉可用于营养不良、水肿、低热、虚弱等症。玉米能调中和胃。此粥能治疗咳嗽等症。

秘方来源 民间方。

# 鸭腿萝卜粥 ▼

 选取原料 鸭腿肉150克●胡萝卜、大米、鲜汤、盐、味精、葱花各适量

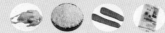

制作方法

❶胡萝卜洗净，切丁。大米淘净，浸泡半小时。鸭腿肉洗净，切块。❷鸭腿肉过油，倒入鲜汤，放入大米，旺火煮沸，转中火熬煮。❸下入胡萝卜，改小火慢熬成粥，调味，撒入葱花即可。

【性味归经】胡萝卜性味甘平。入肝、肺、脾、胃经。

【适用疗效】用于咳嗽等症。

【用法用量】每日温热服用1次。

【食物禁忌】胃肠寒湿之气重者不宜食用。

•药粥解说 胡萝卜有明目、加强肠蠕动、增强免疫力的功效。鸭肉有利水消肿、滋阴养胃、清肺补血等功效。

秘方来源 民间方。

# 青鱼芹菜粥 ▼

**选取原料** 大米、青鱼肉、芹菜、盐、味精、料酒、枸杞、姜丝各适量

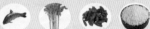

## 制作方法

❶大米淘洗干净。青鱼肉洗净，用料酒腌渍。芹菜洗净切好。
❷锅置火上，注入清水，放入大米煮至五成熟。❸放入鱼肉、姜丝、枸杞煮至粥将成，放入芹菜稍煮后加盐、味精调匀便可。

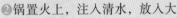

【性味归经】芹菜性味甘凉，入肺、胃、肝经。
【适用疗效】有润肺止咳之功效。
【用法用量】温热服用，每日1次。

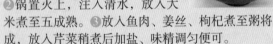

**【食物禁忌】** 血压偏低者慎食。

•**药粥解说** 芹菜有利咽喉、养精益气、补血健脾、降压镇静等功效。青菜能够促进骨骼的发育，加速人体的新陈代谢和增强机体的造血功能。

**秘方来源** 民间方。

# 牛肉南瓜粥 ▼

 **选取原料** 牛肉120克●南瓜100克●大米、盐、味精、生抽、葱花各适量

### 制作方法

❶南瓜洗净，去皮，切丁。大米淘净，泡好。牛肉洗净，切片，腌好。❷锅中注水，放大米、南瓜，旺火烧沸，转中火熬煮至米粒软散。❸下入肉片，转小火待粥熬出香味，加盐调味，撒上葱花即可。

【性味归经】南瓜性温味甘，入脾、胃经。

【适用疗效】用于咳嗽，口干等症。

【用法用量】每日服用1次。

【食物禁忌】患有皮肤病者不宜食用。

●药粥解说 南瓜有调整糖代谢、增强肌体免疫力的功效。牛肉有强健筋骨的功效。大米有补中养胃、益精强志、和五脏等功效。此粥有润肺止咳的功效。

秘方来源 民间方。

# 鲫鱼玉米粥 ▼

**选取原料** 大米80克●鲫鱼、玉米粒、盐、味精、料酒、姜丝、葱白丝、葱花各适量

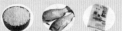

## 制作方法

❶大米洗净，鲫鱼洗净后切小片，用料酒腌渍。玉米粒洗净备用。❷锅置火上，放入大米，加适量清水煮至五成熟。❸放入鱼肉、玉米、姜丝煮至米粒开花，加调料调匀，放入葱白丝、葱花便可。

【性味归经】鲫鱼性味甘，入肺、脾、肾经。

【适用疗效】用于咳嗽、痰多等症。

【用法用量】每日早晚温热服用。

【食物禁忌】消化不良者慎用。

●药粥解说 鲫鱼有健脾开胃、利尿消肿、止咳平喘、清热解毒的功效。玉米有益肺宁心、清湿热、利肝胆的功效。此粥可用于咳嗽等症。

秘方来源 经验方。

# 真君粥 ▼

选取原料 粳米50克●成熟杏子5枚●冰糖适量

## 制作方法

❶取粳米洗净熬煮。❷杏子洗净煮后去核，加入粳米中。❸待粳米将熟时，加入冰糖即可。

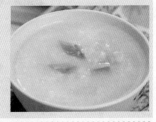

【性味归经】杏子性热，味酸。归肺、心经。

【适用疗效】用于咳嗽、口干等症。

【用法用量】温热服用，每日1次。

【食物禁忌】肺热者忌服用。

●药粥解说 杏的果肉中含胡萝卜素和维生素较多，其中尤以维生素 C 和维生素 A 的含量最高。此外，还含有钙、磷、铁等无机物，是一种低热量的水果。此粥有润肺止咳的功效。

秘方来源《山家清供》。

>>>> 便秘

## 大麻仁粥 ▼

选取原料 粳米50克●大麻仁5克●香菜少许

**制作方法**

❶取粳米洗净熬煮。❷大麻仁洗净取汁。❸待粳米将熟时加入大麻仁汁煮沸点缀香菜即可。

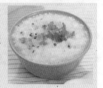

【性味归经】大麻仁性平，味甘。归脾、胃、大肠经。

【适用疗效】用于小便不利，脾胃虚弱等症。

【用法用量】每日1次。

【食物禁忌】不宜服用过量。

●药粥解说 大麻仁有润燥、滑肠、通淋、活血的功效，可用来治疗体质虚弱，津血枯少的肠燥便秘，消渴，热淋，痢疾等病症。此粥适合于老人、产妇等体质虚弱者。

秘方来源《济生秘览》。

# 山楂苹果大米粥 ▼

**选取原料** 山楂干20克●苹果50克●大米100克
●冰糖5克●葱花少许

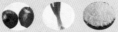

## 制作方法

❶大米淘洗干净，用清水浸泡。苹果洗净切小块。山楂干用温水稍泡后洗净。❷锅置火上，放入大米，加适量清水煮至八成熟。❸再放入苹果、山楂干煮至米烂，放入冰糖，撒上葱花便可。

【性味归经】山楂性温，味甘酸。归脾、胃、肝经。

【适用疗效】用于大便秘结等症。

【用法用量】需温热服用。空腹服用。

【食物禁忌】孕妇不宜食用山楂。

●药粥解说 山楂有消食等功效。苹果有健脾养胃、润肺止咳、养心益气的功效。此粥有补心润肺、益气和胃、消食化积、润肠通便的功效。

秘方来源 经验方。

## 西蓝花香菇粥 ▼

**选取原料** 西蓝花35克●香菇25克●胡萝卜20克●大米100克●盐、味精各适量

**制作方法**

❶大米洗净。西蓝花洗净，撕成小朵。胡萝卜洗净，切成小块。香菇泡发洗净，切条。❷锅置火上，注入清水，放入大米用大火煮至米粒绽开后，放入西蓝花、胡萝卜、香菇。❸改用小火煮至粥成后，加入盐、味精调味。

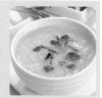

【性味归经】胡萝卜性平味甘；入肺、脾经。
【适用疗效】健脾消食、润肠通便。
【用法用量】每日早晚温热服用1次。

【食物禁忌】不能过量食用胡萝卜。

◆药粥解说 胡萝卜有益肝明目、利膈宽肠的功效。西蓝花长期食用可以减少直肠癌及胃癌等发病概率。

秘方来源 民间方。

# 萝卜猪肚大米粥 ▼

**选取原料** 猪肚100克●白萝卜110克●大米80克
●姜末、葱花、盐、料酒、味精、胡椒粉各少许

## 制作方法

❶白萝卜洗净，去皮切块。大米淘净。猪肚洗净，切条，用盐、料酒腌渍。❷锅内放入清水、大米，烧沸，下入腌好的猪肚、姜末，转中火熬煮。❸下入白萝卜，慢熬成粥，调入盐、味精、胡椒粉，撒上葱花。

【性味归经】猪肚性温，味甘酸。归脾、胃经。
【适用疗效】消积导滞、清热化痰。
【用法用量】温热服用。每日服用1次。

**药粥解说** 猪肚能健脾胃，可治疗虚劳羸弱等症。白萝卜能止咳化痰、清热生津、促进消化、增强食欲。此粥能健脾和胃、润肠通便。

**秘方来源** 民间方。

# 山药莴笋粥 ▼

**选取原料** 山药30克●莴笋20克●白菜15克●大米、盐、香油各适量

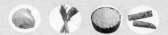

**制作方法**

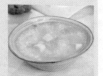

❶山药去皮洗净，切块。白菜洗净，撕成小片。莴笋去皮洗净，切片。大米洗净，泡发备用。
❷锅内注水，放入大米，用旺火煮至米粒开花，放入山药、莴笋同煮。❸待煮至粥成闻见香味时，下入白菜再煮3分钟，放入盐、香油搅匀即可。

【性味归经】山药性平，味甘；归肺、脾、肾经。
【适用疗效】有润肠、通便之功效。
【用法用量】温热服用，每日1次。

●**药粥解说** 山药有补脾养胃、助消化的功效。莴笋有增进食欲、刺激消化液分泌、促进胃肠蠕动等功能。此粥有润肠通便的功效。

**秘方来源** 经验方。

# 萝卜洋葱菠菜粥 ▼

【选取原料】 胡萝卜、洋葱、菠菜各20克●大米100克●盐3克●味精1克

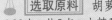

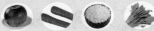

【制作方法】

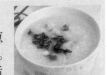

❶胡萝卜洗净，切丁。洋葱洗净，切条。菠菜洗净，切成小段。大米洗净。❷锅置火上，注入适量清水后，放入大米用大火煮至米粒开花，放入胡萝卜、洋葱。❸用小火煮至粥成，再下入菠菜稍煮，放入盐、味精调味，即可食用。

【性味归经】胡萝卜性味甘平。入肝、肺、脾、胃经。

【适用疗效】有润肠通便的功效。

【用法用量】每日服用1次。

【食物禁忌】 患有皮肤病者不宜食用。

◆药粥解说 菠菜养血、平肝、润肠通便。胡萝卜利膈宽肠。此粥有润肠通便的功效。

秘方来源 民间方。

# 五仁粥 ▼

**选取原料** 粳米150克●芝麻、甜杏仁、松子仁、桃仁、胡桃仁各10克

**制作方法**

❶取粳米洗净熬煮。
❷加入芝麻、甜杏仁、松子仁、桃仁、胡桃仁洗净与粳米同煮粥即可。

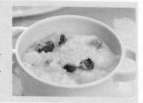

【性味归经】松子仁性温，味甘。归肺、肝、大肠经。

【适用疗效】用于大便不畅等症。

【用法用量】温热服用，早晚各1次。

【食物禁忌】体虚者忌服用。

●**药粥解说** 核桃有润肺、补肾、壮阳、健肾等功效，是温补肺肾的理想滋补食品和良药。杏仁能够降低人体内胆固醇的含量。五仁合用，不仅能增强润肠泻下的功效，还能延缓衰老。

**秘方来源** 经验方。

# 芹菜玉米粥 ▼

 选取原料 大米100克●芹菜、玉米各30克●盐2克●味精1克

 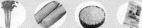  

制作方法

❶芹菜洗净，切小段。玉米洗净。大米泡发洗净。❷锅置火上，注水后，放入大米用旺火煮至米粒绽开。❸放入芹菜、玉米，改用小火焖煮至粥成，调入盐、味精入味即可食用。

【性味归经】芹菜性凉，味甘苦。归胃、肝经。

【适用疗效】用于大便秘结等症。

【用法用量】每日服用1次。

【食物禁忌】 患有皮肤病者不宜食用。

●药粥解说 芹菜可刺激胃肠蠕动。玉米可以帮助通便，有健胃，降血压、降血脂和胆固醇等功效。共熬为粥，能治疗大便秘结等症。

秘方来源 经验方。

## >>>> 消化不良

### 白术猪肚粥 ▼

 选取原料 粳米、白术、生姜、猪肚、葱花、盐各适量

制作方法

❶猪肚洗净切条，生姜、白术洗净煎后取汁一同与猪肚、粳米熬煮。❷待粥将熟时，加入盐、葱花，煮沸即可。

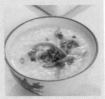

【性味归经】白术性温，味甘、苦；入脾、胃经。

【适用疗效】用于消化不良、腹部不适等症。

【用法用量】每日1次。

【食物禁忌】服用不宜过量。

•药粥解说 白术有健脾益气等作用。猪肚有健脾和胃、补虚等作用。此粥对于消化不适、脾胃虚弱者效果极佳。

秘方来源《圣济总录》。

# 猪肝枸杞粥 ▼

 选取原料 猪肝、枸杞叶、枸杞子、红枣、大米、姜末、葱花、盐各适量

制作方法

❶猪肝洗净切片。大米淘净，泡好。❷锅中注水，下入大米，以旺火烧开，下入枸杞、姜末、红枣，转中火熬煮至粥将成。❸转小火，下入猪肝、枸杞叶，加盐调味，等猪肝熟透，撒上葱花即可。

【性味归经】枸杞子性味甘平，入肝、肾、肺经。

【适用疗效】用于消化不良、腹痛等症。

【用法用量】温热服用，每日1次。

【食物禁忌】胆固醇高者不宜食用。

◆药粥解说 猪肝有明目、补肝养血等功效。枸杞有滋补肝肾、益精明目的功效。此粥有健脾和胃、助消化的功效。

秘方来源 经验方。

# 莲子红枣猪肝粥 ▼

 选取原料 莲子、红枣、猪肝、枸杞子、大米、盐、味精、葱花各适量

制作方法

❶莲子洗净，去莲心。红枣洗净，对切。枸杞子洗净。猪肝洗净，切片。大米淘净，泡好。❷锅中注水，下入大米，旺火烧开，下入红枣、莲子、枸杞子，转中火熬煮。❸改小火，下入猪肝，熬煮成粥，加盐、味精调味，撒上葱花即可。

【性味归经】莲子性味甘平；入脾、肾、心经。
【适用疗效】用于消化不良、有健脾和胃之功效。
【用法用量】温热服用，每日1次。

【食物禁忌】胆固醇高者不宜食用。

药粥解说 莲子养心安神、益脾补肾。猪肝明目、补肝养血。此粥适用于消化不良等症。

秘方来源 民间方。

## 🍲 陈皮白糖粥 ▼

 选取原料 大米110克●陈皮3克●白糖8克

🍳 制作方法

陈皮洗净切成小块，陈皮与大米同煮，待米粒将熟时加入白糖即可。

【性味归经】陈皮性温，味辛苦；归脾，肺经。

【适用疗效】用于脾胃虚弱等症。有开胃健脾之功效。

【用法用量】每日温热服用1次。

●药粥解说 陈皮气香，它所含的挥发油对胃肠道有温和的刺激作用，可促进消化液的分泌，排除肠管内积气，增加食欲。陈皮具有理气降逆、调中开胃、燥湿化痰之功。主治脾胃气滞湿阻、胸膈满闷、脘腹胀痛、不思饮食、呕吐秽逆、二便不利、肺气阻滞、咳嗽痰多，亦治乳痈初起。适合食欲缺乏者食用。

秘方来源 民间方。

# 大米竹叶汁粥 ▼

 选取原料 大米100克●竹叶适量●白糖3克

制作方法

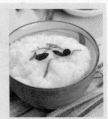

❶大米洗净，竹叶洗净煮后取汁。❷锅中注入适量清水，放入大米熬煮；煮沸粥加入竹叶汁。❸待粥将熟时，加入白糖，稍煮即可。

【性味归经】竹叶性寒，味甘淡；归心、肺、胃经。

【适用疗效】用于消化不良等症。有开胃消食之功效。

【用法用量】温热服用。

【食物禁忌】脾胃虚寒者忌服用。

●药粥解说 竹叶有清火、除湿、助消化、利尿等效用。适合各类人群，尤其是老年人、消化不良者食用。此粥制作简易，疗效极佳。

秘方来源 民间方。

# 山楂粥 ▼

**选取原料** 粳米50克●山楂15克●红糖适量

**制作方法**

❶粳米洗净，山楂洗净煎后取汁。❷锅中注入适量清水，放入粳米、山楂汁共煮。❸待粥将熟时，加入山楂及红糖煮沸即可。

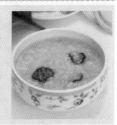

【性味归经】山楂性温，味甘酸；归脾、胃、肺、肝经。

【适用疗效】用于消化不良、腹痛等症。有健脾和胃之功效。

【用法用量】温热服用，每日两次。

【食物禁忌】脾胃虚弱者忌服用。

●药粥解说 山楂含丰富的黄酮类化合物，能助消化，保护心肌，能降低心肌耗氧量，增加冠状动脉血流量。

秘方来源《粥谱》。

# 白菜鸭肉粥 ▼

 **选取原料** 鸭肉、白菜、大米、盐、姜丝、味精、葱花各适量

**制作方法**

❶大米淘净。鸭肉洗净，切块，入锅加盐、姜丝煲好。白菜洗净，撕成小片。❷锅中注水，下入大米，熬煮至米粒开花。❸下鸭肉熬香，下白菜煮熟，加盐、味精调味，撒上葱花即可。

【性味归经】鸭肉性味咸平；入肺、胃、肾经。
【适用疗效】滋补肝肾，用于消化不良等症。
【用法用量】温热服用，每日1次。

【食物禁忌】感冒患者不宜食用。

• 药粥解说 鸭肉有滋补、养胃、补肾、止咳化痰的功效。白菜有润肠、排毒、预防肠癌的功效。此粥有滋补肝肾的功效，可治疗消化不良等症。

秘方来源 经验方。

# 豌豆高粱粥 ▼

 选取原料 红豆、豌豆各30克●高粱米70克●白糖4克

📖 制作方法

❶高粱米、红豆均泡发洗净；豌豆洗净。❷锅置火上，倒入清水，放入高粱米、红豆、豌豆一同煮开。❸待煮至浓稠状时，调入白糖拌匀即可。

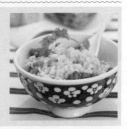

【性味归经】豌豆性味甘平，入脾、胃、大肠经。

【适用疗效】助于消化。

【用法用量】每日早晚温热服用。

【食物禁忌】不宜长期食用。

●药粥解说 豌豆有和中益气、利小便肿的功效。高粱米有健脾消食、温中和胃的功效。红豆有通肠、利小便的功效。其合熬为粥有健脾消食的功效。

秘方来源 经验方。

# 水果粥 ▼

**选取原料** 燕麦片30克●苹果、猕猴桃、菠萝各50克●麦片1包●白糖3克

**制作方法**

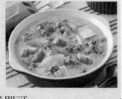

❶苹果、猕猴桃、菠萝分别去皮洗净。❷锅中注入适量清水，加入苹果、猕猴桃、菠萝、燕麦片、麦片，粥煮至将熟时加入白糖，稍煮即可。

**【性味归经】** 燕麦性平，味甘；归肝、脾、胃经。

**【适用疗效】** 用于消化不良，大便不畅等症。有润肠通便之功效。

**【用法用量】** 温热服用。早晚各1次。

**●药粥解说** 燕麦有护肝、通便、降低胆固醇、缓解压力的作用。其与苹果、猕猴桃、菠萝合熬为粥，不仅有减肥美容的功效，还有助消化的功效。

**秘方来源** 民间方。

# ♨田鸡粥▼

**选取原料** 大米50克●田鸡2只●葱15克●姜、葱、盐、味精、料酒各适量

## 制作方法

❶大米洗净，田鸡洗净切好后用盐，料酒腌制。❷锅中注入适量清水，加入大米、田鸡同煮。❸粥将熟时加入葱、姜、味精，稍煮即可。

【性味归经】田鸡性平，味甘；归脾、胃、膀胱经。

【适用疗效】用于消化不良，不思饮食等症。有开胃健脾之功效。

【用法用量】温热服用。每日1次。

●**药粥解说** 田鸡含有丰富的蛋白质、钙和磷，能助消化，并有助于青少年的生长发育和缓解更年期骨质疏松。其所含维生素E和锌、硒等微量元素，能延缓机体衰老、润泽肌肤、防癌抗癌。

**秘方来源** 民间方。

# 大蒜鱼片粥▼

**选取原料** 粳米、鱼肉、蒜片各20克●姜、葱、盐、橄榄油各适量

**制作方法**

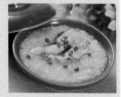

❶粳米洗净，锅中注入适量清水，放入粳米熬煮。❷葱、蒜炒后放入锅中与大米同煮。❸鱼肉洗净切好，用橄榄油煎好后放入煮好的粥中，煮沸即可。

【性味归经】蒜性温，味辛;归脾、胃、肺、大肠经。
【适用疗效】用于食欲缺乏，消化不良等症。有健脾开胃之功效。
【用法用量】温热服用，每日1次。

●**药粥解说** 蒜能杀菌，促进食欲，助消化，调节血脂、血压、血糖，可预防心脏病，抗肿瘤，保护肝脏，增强生殖功能，保护胃黏膜，抗衰老。

秘方来源 民间方。

>>>> **胃痛**

# 牛奶玉米粥▼

 选取原料 玉米粉80克●牛奶120克●枸杞少许
●白糖5克

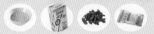

制作方法

❶枸杞洗净备用。❷锅置火上，倒入牛奶煮至沸后，缓缓倒入玉米粉，搅拌至半凝固。❸放入枸杞，用小火煮至粥呈浓稠状，调入白糖即可。

【性味归经】玉米性平，味甘；入肝、膀胱经。
【适用疗效】调理肠胃。
【用法用量】早晚各1次。

【食物禁忌】遗尿、糖尿病患者忌食。

●药粥解说 牛奶具有很高的含钙量。玉米有开胃消食、调理中气的功效。此粥对胃痛、肠胃病患者有一定的疗效。

秘方来源 经验方。

# 木耳山药粥 ▼

**选取原料** 水发木耳20克●山药30克●大米100克●盐、味精、香油、葱各少许

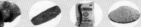

**制作方法**

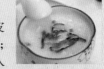

❶大米洗净泡发；山药去皮洗净切块；水发木耳洗净切丝；葱洗净切花。❷锅置火上，注入水后，放入大米用大火煮至米粒绽开时，放入山药、木耳。❸改用小火煮至粥成，调入盐、味精入味，滴入香油，撒上葱花即可食用。

【性味归经】黑木耳性平，味甘；归胃、大肠经。
【适用疗效】温中和胃。
【用法用量】每日1次。

【食物禁忌】慢性肠炎患者忌食。

●药粥解说 黑木耳有补气血、滋阴、补肾、活血等功效。此粥对胃痛、肠胃病患者有很好的疗效。

秘方来源 民间方。

# 萝卜芦荟粥 ▼

**选取原料** 胡萝卜少许●芦荟、罗汉果各适量
●大米100克●白糖6克

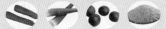

**制作方法**

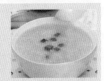

❶大米泡发洗净；芦荟洗净，切成小丁；胡萝卜洗净切块；罗汉果洗净打碎，熬取汁液待用。❷锅置火上，加入适量清水，放入大米煮至米粒绽开，放入芦荟、胡萝卜。❸再淋入熬好的罗汉果汁液，改用小火煮至粥成，调入白糖入味，即可食用。

【性味归经】芦荟性味苦，寒；入肺、大肠经。
【适用疗效】增强食欲、化痰清热、消除胃痛。
【用法用量】每日1次。

【食物禁忌】孕妇、儿童忌食。
●药粥解说 胡萝卜能有效促进新陈代谢、增强食欲、化痰清热、促消化。

秘方来源 民间方。

# 香菇葱花粥 ▼

选取原料 香菇15克●大米100克●盐3克●葱少许

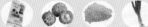

制作方法

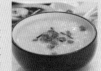

❶大米泡发洗净；香菇泡发洗净切丝；葱洗净切花。❷锅置火上，注入清水，放入大米，用大火煮至米粒开花。❸放入香菇，用小火煮至粥成闻见香味后，加入盐调味，撒上葱花即可。

【性味归经】香菇性平，味甘；归胃、肝经。

【适用疗效】有温中和胃之功效。

【用法用量】每日可当早餐食用。

【食物禁忌】脾胃寒湿者慎食。

●药粥解说 香菇有增强机体免疫力、延缓衰老、增加食欲的功效。大米有补中益气、健脾养胃的功效。此粥有温中和胃的功效，可缓解胃痛。

秘方来源 经验方。

# 黄花芹菜粥 ▼

【选取原料】干黄花菜、芹菜各15克●大米100克●香油5克●盐2克●味精1克

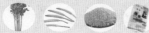

## 制作方法

①芹菜洗净，切成小段；干黄花菜泡发洗净；大米洗净，泡发半小时。②锅置火上，注入适量清水后，放入大米，用大火煮至米粒绽开。③放入芹菜、黄花菜，改用小火煮至粥成，调入盐、味精入味，滴入香油即可。

【性味归经】芹菜性凉，味甘辛；归肺、胃、肝经。

【适用疗效】清热润肠、调理肠胃。

【用法用量】每日1次。

【食物禁忌】脾胃虚寒者、肠滑不固者忌用。

●药粥解说 芹菜中含有的膳食纤维，有调理肠胃的功效，对胃痛、肠胃病患者有一定的疗效。

秘方来源 民间方。

# 春笋西葫芦粥 ▼

**选取原料** 春笋、西葫芦各适量●糯米110克●盐3克●味精1克●葱少许

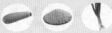

**制作方法**

❶糯米泡发洗净；春笋去皮洗净切丝；西葫芦洗净切丝；葱洗净切花。❷锅置火上，注入清水后，放入糯米用旺火煮至米粒绽开，放入春笋、西葫芦。❸改用文火煮至粥浓稠时，加入盐、味精入味，撒上葱花即可。

【性味归经】西葫芦性寒，味甘；归肺、胃、肾经。

【适用疗效】除烦止渴、润肺止咳、调理肠胃。

【用法用量】每日1次。

【食物禁忌】脾胃虚寒者忌用。

●药粥解说 西葫芦对烦渴、糖尿病、水肿腹胀以及肾炎、胃痛等症具有良好的辅助治疗作用。

秘方来源 经验方。

# 芦荟菠菜萝卜粥 ▼

**选取原料** 大米100克●芦荟、菠菜各适量●胡萝卜少许●盐3克

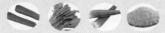

**制作方法**

❶大米泡发洗净；芦荟洗净，切小片；菠菜洗净；胡萝卜洗净切小块。❷锅置火上，注入水后，放入大米煮至米粒开花，放入芦荟、菠菜、胡萝卜。❸煮至粥成闻见香味时，调入盐入味，即可食用。

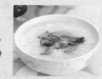

【性味归经】菠菜性凉、味甘辛；入肠、胃经。

【适用疗效】开胃消食、消除胃痛。

【用法用量】每日1次。

【食物禁忌】肾炎患者、肾结石患者、脾虚便溏者。

●**药粥解说** 菠菜具有促进肠道蠕动的作用，利于排便，对于痔疮、便秘、胃痛等有很好的食疗作用。此粥具有开胃消食、消除胃痛的功效。

**秘方来源** 民间方。

>>>> 腹泻

# 山药薏苡仁白菜粥▼

 选取原料 山药、薏苡仁各20克●白菜30克●大米70克●盐2克

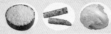

## 制作方法

❶大米、薏苡仁均泡发洗净；山药洗净；白菜洗净，切丝。❷锅置火上，倒入清水，放入大米、薏苡仁、山药，以大火煮开。❸加入白菜煮至浓稠状，调入盐拌匀即可。

【性味归经】山药性味甘平，归脾、肺、肾经。

【适用疗效】用于腹泻等症。

【用法用量】每日服用1次。

【食物禁忌】孕妇忌食。

●药粥解说 薏苡仁能利尿、消肿。山药可用于糖尿病腹胀、病后虚弱、慢性肾炎、长期腹泻者。

秘方来源 民间方。

# 黄花瘦肉粥 ▼

**选取原料** 干黄花菜50克●瘦猪肉、大米、盐、味精、葱花各适量

**制作方法**

❶猪肉洗净，切丝。干黄花菜用温水泡发，切成小段。大米淘净，浸泡半小时后捞出沥干水分。❷锅中注水，下入大米，武火烧开，改中火，下入猪肉、黄花菜，煮至猪肉变熟。❸文火将粥熬好，调入盐、味精调味，撒上葱花即可。

【性味归经】黄花菜味甘，入肝、脾经。

【适用疗效】用于腹泻等症。

【用法用量】每日1次。

【食物禁忌】温热痰滞内蕴者不宜食用。

●药粥解说 黄花菜有清热利尿、解毒消肿的功效。瘦肉有补肾养血、滋阴润燥的功效。

秘方来源 经验方。

# 鸡腿瘦肉粥 ▼

**选取原料** 鸡腿肉、猪肉、大米、姜丝、盐、味精、葱花各适量

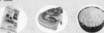

**制作方法**

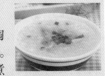

❶猪肉洗净，切片。大米淘净，泡好。鸡腿肉洗净，切小块。❷锅中注水，下入大米，武火煮沸，放入鸡腿肉、猪肉、姜丝，中火熬煮至米粒软散。❸文火将粥熬煮至浓稠，调入盐、味精调味，撒入葱花即可。

【性味归经】猪肉甘咸，入脾、胃、肾三经。

【适用疗效】滋养身体，用于腹泻等症。

【用法用量】每日温热服用 1 次。

【食物禁忌】胆囊炎患者忌食。

• **药粥解说** 鸡肉补脾益气、养血补肾；猪肉有补肾养血、滋阴润燥的功效。此粥可用于腹泻等症。

**秘方来源** 经验方。

# 香菇鸡腿粥 ▼

选取原料 鲜香菇、鸡腿肉、大米、姜丝、葱花、盐、胡椒粉各适量

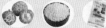

## 制作方法

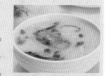

❶鲜香菇洗净，切成细丝。大米淘净。鸡腿肉洗净，切块，再下入油锅中过油后，盛出备用。

❷砂锅中加入清水，下入大米，大火煮沸，放入香菇、姜丝，中火熬煮至米粒开花。❸再加入炒好的鸡腿肉，熬煮成粥，调入盐、胡椒粉调味，撒上葱花即可。

【性味归经】香菇性平，味甘；归脾、胃经。

【适用疗效】有止泻的功效。

【用法用量】每日食用1次。

【食物禁忌】胆囊炎患者忌食。

•药粥解说 香菇与有补脾益气、养血补肾功效的鸡腿肉合熬为粥，有提高免疫力、止泻的功效。

秘方来源 民间方。

>>>> 腹痛

# 鲫鱼红豆粥▼

⚖ 选取原料 鲫鱼、粳米、红豆、葱花、生姜末、黄酒、精盐、味精各适量。

🍲 制作方法

❶粳米洗净熬煮。❷红豆洗净，鲫鱼洗净切好后加入粥中。❸粥将熟时加入葱花、生姜末、黄酒、精盐、味精即可。

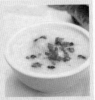

【性味归经】鲫鱼性平，味甘；归胃，肾经。

【适用疗效】有散寒止痛之功效。

【用法用量】温热服用，每日2次。

【食物禁忌】忌服用生凉之物。

●药粥解说 鲫鱼有利于增强心血管功能，降低血液黏度，促进血液循环。慢性肾炎水肿、肝硬化腹水、营养不良性水肿、脾胃虚弱者可以食用。

秘方来源 民间方。

# 桂圆肉粥 ▼

 选取原料 干桂圆肉20克●粳米50克●空心莲子25克●山药15克●白糖适量

制作方法

❶山药去皮、洗净切片。❷山药同粳米、莲子、干桂圆肉共煮粥。❸粥将熟时加白糖调味。

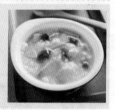

【性味归经】桂圆性温，味甘；归心，脾经。

【适用疗效】健脾补血、散寒止痛。

【用法用量】温热服用，每日1次。

【食物禁忌】 有痰火及湿滞停饮者忌用。

●药粥解说 桂圆有补气血、益心脾的功效，它不仅可以治疗心脾虚损、腹痛、气血不足所致的失眠、惊悸、眩晕等症，还可治疗病后体弱。

秘方来源《粥谱》。

>>>> 痢疾

# 山药黑豆粥 ▼

 选取原料 大米60克●山药、黑豆、玉米粒各适量●薏米30克●盐2克●葱8克

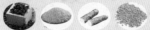

🍲 制作方法

❶玉米粒洗净，山药切成小丁。葱洗净，切花。❷锅置火上，倒入清水，放入大米、薏米、黑豆、玉米粒，以大火煮至开花。❸加

入山药丁煮至浓稠状，调入盐拌匀，撒上葱花即可。

【性味归经】山药性平，味甘。归肺、脾、肾经。

【适用疗效】消炎止泻。

【用法用量】温热服用，每日1次。

【食物禁忌】慢性肾炎、长期腹泻者忌用。

●药粥解说 黑豆有祛风除湿、调中下气、活血、解毒等功效。此粥有养胃护胃、防治痢疾的作用。

秘方来源 经验方。

# 扁豆山药粥 ▼

**选取原料** 扁豆20克●山药30克●红腰豆10克● 大米90克●葱少许●盐2克

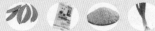

**制作方法**

①扁豆洗净,切段。腰豆洗净。山药去皮洗净,切块。大米洗净,泡发。葱洗净,切花。②锅置火上,注水后,放入大米、红腰豆、山药,用大火煮至米粒开花,放入扁豆。③用小火煮至粥浓稠时,放入盐调味,撒上葱花即可食用。

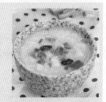

【性味归经】扁豆性平,味甘;归脾、胃经。

【适用疗效】健脾和中、除湿止泻。

【用法用量】温热服用,早晚各1次。

【食物禁忌】患寒热病者、患疟者、腹胀者忌用。

●药粥解说 扁豆能健脾和中,消暑清热,解毒消肿,适用于脾胃虚弱、便溏腹泻等症。

秘方来源 民间方。

# 绿豆苋菜枸杞粥 ▼

**选取原料** 大米、绿豆各40克●苋菜30克●枸杞5克●冰糖10克

**制作方法**

❶大米、绿豆均泡发洗净。苋菜洗净，切碎。枸杞子洗净，备用。❷锅置火上，倒入清水，放入大米、绿豆、枸杞煮至开花。❸待煮至浓稠状时，加入苋菜、冰糖稍煮即可。

【性味归经】苋菜性凉，味微甘；归肺、大肠经。
【适用疗效】抗菌止泻、消炎消肿。
【用法用量】温热服用，每日1次。

【食物禁忌】腹满、肠鸣、大便稀薄等脾胃虚寒者忌用。

●药粥解说 苋菜具有解毒清热、补血止血、抗菌止泻、消炎消肿、通利小便等功效。此粥有增强人体免疫、消炎止痛、防治痢疾的作用。

秘方来源 经验方。

# 豆芽豆腐粥 ▼

 选取原料 大米100克●黄豆芽15克●豆腐30克
●盐2克●香油5克●葱少许

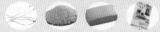

制作方法

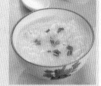

❶豆腐洗净，切块。黄豆芽洗净。大米洗净。葱洗净，切花。❷锅置火上，注水后放入大米，用大火煮至米粒完全绽开。❸放入黄豆芽、豆腐，改用小火煮至粥成，调入盐、香油入味，撒上葱花即可。

【性味归经】豆腐性凉，味甘；归脾、胃、大肠经。
【适用疗效】温中补气、防治痢疾。
【用法用量】温热服用，3天1次。

【食物禁忌】痛风、肾病、缺铁性贫血、腹泻患者忌用。

•药粥解说 豆腐含有脂肪、碳水化合物、维生素和矿物质等。此粥具有温中补气、防治痢疾的功效。

秘方来源 民间方。

# 红薯小米粥 ▼

选取原料   红薯20克 ● 小米90克 ● 白糖4克

## 制作方法

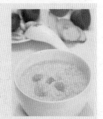

①红薯去皮洗净，切小块。小米泡发洗净。②锅置火上，注入清水，放入小米，用大火煮至米粒绽开。③放入红薯，用小火煮至粥浓稠时，调入白糖入味即可。

【性味归经】红薯性平，微凉，味甘。归脾、胃经。

【适用疗效】健脾和中、除湿止泻。

【用法用量】温热服用，每日1次。

【食物禁忌】胃及十二指肠溃疡及胃酸过多的患者忌食。

● 药粥解说 红薯的蛋白质含量高，可弥补大米、白面中的营养缺失，经常食用，使人身体健康，延年益寿。红薯所含的膳食纤维也比较多，对促进胃肠蠕动和防治痢疾非常有益。

秘方来源 经验方。

# 阳桃西米粥 ▼

**选取原料** 阳桃、胡萝卜各30克●西米70克●
白糖4克

**制作方法**

❶西米泡发洗净。阳桃、胡
萝卜均洗净，切丁。❷锅置火上，
放入水、西米煮开。❸加入阳桃、
胡萝卜同煮至浓稠状，调入白糖拌匀即可食用。

【性味归经】阳桃性寒，味甘酸；入肺、心、小肠经。
【适用疗效】防治痢疾。
【用法用量】每日温热服用1次。

【食物禁忌】不能过量食用。

●**药粥解说** 阳桃中糖类、维生素C及有机酸含量
丰富，且果汁充沛，能迅速补充人体的水分而止渴，
并使体内毒素随小便排出体外，还能提高胃液的酸
度，促进食物的消化而达和中消食之效。

**秘方来源** 民间方。

>>>> 失眠

## 🍮 红枣桂圆粥▼

 选取原料 大米100克●桂圆肉、红枣各20克●
红糖10克●葱花少许

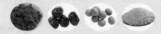

🍲 制作方法

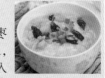

❶大米淘净，桂圆肉、红枣洗净备用。❷锅置火上，注入清水，放入大米，煮至粥将成。❸放入桂圆肉、红枣煨煮至酥烂，加红糖调匀，撒葱花即可。

【性味归经】桂圆性温，味甘；归心、肝、脾、肾经。
【适用疗效】补血、养气、安神。
【用法用量】温热服用。早晚各1次。

【食物禁忌】尿道炎、月经过多者忌食。

●药粥解说 红枣甘温，可以养心补血安神；桂圆能清热安神，去除体内虚火。此粥可调节气血归于平和，消除虚火烦热，易于睡眠。

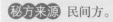 秘方来源 民间方。

# 莲子青菜粥 ▼

 选取原料 莲子30克●青菜少许●大米100克●糖5克

## 制作方法

❶大米、莲子洗净。青菜洗净切丝。❷锅置火上，放入大米、莲子，加适量清水熬煮至粥成。❸放入青菜，加白糖稍煮，调匀便可食用。

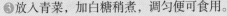

【性味归经】莲子性平，味甘；归心、脾经。

【适用疗效】养气安神、镇静神经。

【用法用量】温热服用。每日2次。

【食物禁忌】便秘、消化不良、腹胀者忌食。

●药粥解说 莲子中的钙、磷和钾含量非常丰富，有促进凝血、使某些酶活化、维持神经传导性、镇静神经、维持肌肉的伸缩性和心跳节律等作用。莲子有养心安神的功效。

秘方来源 民间方。

# 红豆核桃粥 ▼

【选取原料】 红豆30克●核桃仁20克●大米70克●
白糖3克●葱花少许

【制作方法】

❶大米、红豆均泡发洗净。核
桃仁洗净。❷锅置火上，倒入清水，
放入大米、红豆同煮至开花。❸加
入核桃仁煮至浓稠状，调入白糖点缀葱花即可。

【性味归经】核桃性温，味甘。归肾、肺、大肠经。
【适用疗效】益气养血、健脾补心、防治失眠。
【用法用量】温热服用，每日 1 次。

【食物禁忌】尿多者忌食。

●药粥解说 桂圆的糖分含量很高，且含有能被人
体直接吸收的葡萄糖，经常吃些桂圆很有补益。红
豆富含铁质，可使人体气色红润，多摄取红豆，还
有补血、促进血液循环的功效。

秘方来源 经验方。

# 核桃红枣木耳粥 ▼

 选取原料 核桃仁、红枣、水发黑木耳各适量
●大米80克●白糖4克

制作方法

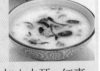

❶大米洗净。木耳泡发，切丝。红枣洗净，去核，切成小块。核桃仁洗净。❷锅置火上，倒入清水，放入大米煮至米粒开花。❸加入木耳、红枣、核桃仁同煮至浓稠状，调入白糖拌匀即可。

【性味归经】核桃性温，味甘。归肾、肺、大肠经。
【适用疗效】增强免疫力、镇静安神。
【用法用量】温热服用，每日1次。

【食物禁忌】肺脓肿、慢性肠炎患者忌食。

●药粥解说 红枣甘温，可以养心补血安神，提升人体内的元气；核桃有补血益气、延年益寿的功效。此粥有补血益气的功效，对失眠有一定的疗效。

秘方来源 经验方。

# 桂圆核桃青菜粥 ▼

选取原料 大米100克●桂圆肉、核桃仁各20克
●青菜10克●白糖5克

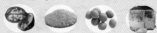

制作方法

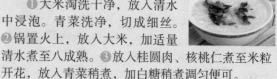

①大米淘洗干净，放入清水中浸泡。青菜洗净，切成细丝。②锅置火上，放入大米，加适量清水煮至八成熟。③放入桂圆肉、核桃仁煮至米粒开花，放入青菜稍煮，加白糖稍煮调匀便可。

【性味归经】核桃性温，味甘。归肾、肺、大肠经。
【适用疗效】补心安神。
【用法用量】温热服用。晚餐可用。

【食物禁忌】 肺脓肿、慢性肠炎患者忌食。

◆药粥解说 桂圆性温味甘，益心脾，有养血益脾、补心安神的功效。可用于治疗失眠、健忘、惊悸、眩晕等症。此粥有补心安神的作用。

秘方来源 经验方。

# 樱桃麦片大米粥 ▼

 选取原料 樱桃适量●燕麦片60克●大米30克●
白糖12克

制作方法

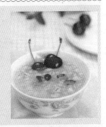

❶燕麦片、大米泡发洗净。
樱桃洗净。❷锅置火上，注入清
水，放入燕麦片、大米，用大火
煮至熟烂。❸用小火放入樱桃煮
至粥成，加入白糖调味即可食用。

【性味归经】樱桃性热，味甘。归脾、胃经。

【适用疗效】益气和胃、镇静安神。

【用法用量】温热服用，每日1次。

【食物禁忌】糖尿病、便秘、痔疮、高血压患者忌食。

•药粥解说 樱桃既可防治缺铁性贫血，又可增强
体质，健脑益智。与麦片同熬煮成粥，有补中益气、
增强免疫力、镇静安神的作用。

秘方来源 民间方。

# 银杏瘦肉粥 ▼

 选取原料 银杏、猪肉、玉米粒、红枣、大米、盐、味精、葱花各适量

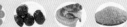

**制作方法**

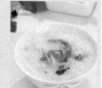

❶玉米粒拣尽杂质，洗净。猪肉洗净，切丝。红枣洗净，去核，切碎。大米淘净，泡好。银杏去外壳，入锅中煮熟，剥去外皮，切掉两头，取心。❷锅中注水，下入大米、玉米、银杏、红枣，旺火烧开，改中火，下入猪肉煮至猪肉变熟。❸熬煮成粥，加调味料，撒上葱花即可。

【性味归经】银杏性平，味甘、苦、涩。归肺、肾经。
【适用疗效】润肺平喘、行血利尿、安神。
【用法用量】温热服用，每日1次。

【食物禁忌】有实邪者忌食。

•药粥解说 此粥具有润肺平喘、镇静安神的功效。

秘方来源 民间方。

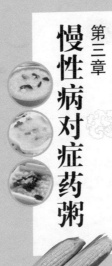

第三章

# 慢性病对症药粥

>>>> 高血压

# 槐花大米粥 ▼

 选取原料 大米80克 ●白糖3克 ●槐花适量

制作方法

❶大米熬粥。❷槐花洗净煮后取汁。❸槐花汁加入大米中与大米同煮，加入白糖煮沸即可。

【性味归经】槐花性寒，味苦。归大肠、肝经。
【适用疗效】用于高血压等症，有降低血压之功效。
【用法用量】每日两次。

【食物禁忌】脾胃虚寒、阴虚发热者忌服用。

●药粥解说 槐花有保持毛细血管的正常抵抗力、凉血止血、清肝泻火、降血压、润肺止咳、清热解毒、预防中风的功效。大米、白糖、槐花合熬为粥，其不仅香甜可口，还有降血压的功效，可用于高血压、高血脂等症。

秘方来源 民间方。

# 干贝鸭粥 ▼

 选取原料 大米120克●鸭肉80克●干贝120克
●盐3克●味精1克●香菜、枸杞子、香油各少量

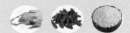

**制作方法**

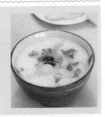

❶取大米洗净备用。❷过油好的鸭肉与大米一同煮粥。❸粥将熟时加入干贝、盐、味精、香菜、枸杞子、香油，煮沸即可。

【性味归经】干贝性平，味甘咸。归肾、脾经。
【适用疗效】用于高血压等症，有降低血压之功效。
【用法用量】需温热食用。每日1次。

●**药粥解说** 干贝适用于高脂血症、动脉硬化、冠心病患者食用。鸭肉有滋五脏之阴、清虚劳之热、补血行水、养胃生津、止咳息惊等功效。其合熬为粥，有降低血压的功效。

秘方来源 民间方。

# 玉米核桃粥 ▼

 选取原料 核桃仁20克●玉米粒30克●大米80克●葱花少许

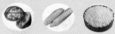

## 制作方法

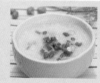

❶大米泡发，玉米粒、核桃仁洗净，葱洗净切花。❷大米与玉米一同煮开。❸加入核桃仁同煮至浓稠状，撒上葱花即可。

【性味归经】核桃仁性温味甘；归肾、肺、大肠经。

【适用疗效】降低血压。

【用法用量】每日早晚温热服用。

【食物禁忌】玉米发霉后不能食用。

●药粥解说 玉米含有丰富的蛋白质、脂肪、维生素、纤维素及多糖等，能开胃益智、宁心活血、增强记忆力。核桃仁能温肺定喘，润肠通便。玉米与核桃合煮为粥能降低血压，延缓人体衰老，是保健佳品。

秘方来源 经验方。

# 红枣杏仁粥 ▼

 选取原料 大米100克●红枣15克●杏仁10克●盐2克

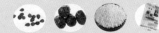

制作方法

　　大米与红枣，杏仁洗净后一同煮粥，加入盐煮沸即可。

【性味归经】红枣性温，味甘。归脾、胃经。

【适用疗效】用于高血压等症。有降低血压等功效。

【用法用量】温热食用。每日1次。

【食物禁忌】杏仁不能过量食用。

药粥解说 红枣有补脾和胃、益气生津、调营卫、解毒药的功效。常用于治疗胃虚食少、脾弱便溏、气血不足、心悸怔忡等病症。杏仁有祛痰、止咳、平喘、润肠的效用。此粥具有降低血压的功效。

秘方来源 民间方。

# 山药山楂黄豆粥

 选取原料 大米90克●山药30克●盐2克●味精、黄豆、山楂、豌豆各适量

制作方法

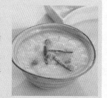

❶先取大米洗净备用。❷锅中加入山药、黄豆、山楂、豌豆、大米、适量水，共熬粥。❸粥将熟时加入盐，味精，稍煮即可。

【性味归经】山药性平，味甘。归肺、脾、肾经。
【适用疗效】用于高血压等症。有降低血压之功效。
【用法用量】温热食用。每日1次。

【食物禁忌】大便燥结者不宜食用。

●药粥解说 黄豆有保持血管弹性、健脑和防止脂肪肝形成的作用。常食豆制品，可防止老年斑、老年夜盲症、高血压、增强老人记忆力，是延年益寿的最佳食品。

秘方来源 民间方。

# 菠菜芹菜萝卜粥 ▼

⚠ 选取原料 芹菜、菠菜各20克●大米100克●胡萝卜少许●盐2克●味精1克

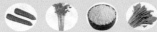

制作方法

❶芹菜、菠菜洗净，均切碎。胡萝卜洗净切丁。❷锅置火上，注入清水后，放入大米，用大火煮至米粒绽开。❸放胡萝卜、菠菜、芹菜，煮至粥成，调入盐、味精入味即可。

【性味归经】胡萝卜性平，味甘。归肺、脾经。

【适用疗效】用于高血压等症。

【用法用量】温热服用，早晚各1次。

【食物禁忌】不宜长时间存放。

药粥解说 芹菜是治疗高血压病及其并发症的首选之品。胡萝卜对人体具有多方面的保健功能，被誉为"小人参"。此粥有清热降血压的功效。

秘方来源 经验方。

# 黄瓜胡萝卜粥

【选取原料】黄瓜、胡萝卜各15克●大米90克●盐3克●味精少许

【制作方法】

①大米泡发洗净。黄瓜、胡萝卜洗净，切成小块。②锅置火上，注入清水，放入大米，煮至米粒开花。③放入黄瓜、胡萝卜，改用小火煮至粥成，调入盐、味精入味即可。

【性味归经】胡萝卜性平、味甘。归肺、脾经。

【适用疗效】适用于高血压、夜盲症等症。

【用法用量】早晚各1次。

【食物禁忌】不宜过量食用。

●药粥解说 胡萝卜能健脾、化滞。黄瓜有生津止渴、除烦解暑、消肿利尿的功效。经常食用此粥，有降血压的功效。

秘方来源 经验方。

# 木耳大米粥

 选取原料 黑木耳20克●大米100克●白糖5克●葱少许

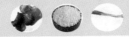

制作方法

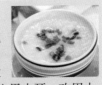

❶大米泡发洗净。黑木耳泡发洗净，切丝。葱洗净，切花。❷锅置火上，注入清水，放入大米，用大火煮至米粒绽开。❸放入黑木耳，改用小火煮至粥浓稠时，加入白糖调味，撒上葱花即可。

【性味归经】黑木耳性平，味甘。归胃、大肠经。

【适用疗效】适用于高血压、高血脂等症。

【用法用量】温热服用，每日两次。

【食物禁忌】风热咳嗽者忌服用。

•药粥解说 常吃黑木耳可抑制血小板凝聚，降低血液中胆固醇的含量，对高血压、动脉血管硬化、心脑血管病颇为有益。

秘方来源 民间方。

# 土豆葱花粥

 选取原料 土豆30克●大米100克●盐2克●葱少许

## 制作方法

❶土豆去皮洗净，切小块。大米泡发洗净。葱洗净，切花。❷锅置火上，注水后，放入大米用大火煮至米粒绽开。❸放入土豆，用小火煮至粥成，调入盐，撒上葱花即可。

【性味归经】土豆性平，味甘。归脾、胃、大肠经。
【适用疗效】土豆有清热降血压之功效。
【用法用量】温热服用，每日1次。

【食物禁忌】不宜过量食用。

●药粥解说 土豆有和胃、健脾、预防高血压、降低胆固醇等功效。葱有舒张血管、促进血液循环的作用。此粥有预防高血压的功效。

秘方来源 经验方。

# 杏梨粥

【选取原料】杏仁30克●白梨30克●大米90克●白糖5克●葱少许

 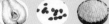 

### 制作方法

❶大米泡发洗净。白梨洗净，切成小块。杏仁洗净。葱洗净切花。❷锅置火上，注入水，放入大米，煮至米粒开花后加入白梨、杏仁同煮。❸至粥浓稠时，放入白糖入味，撒上葱花即可。

【性味归经】杏仁性微温、味苦、有小毒；入肺、大肠经。

【适用疗效】用于高血压等症。

【用法用量】每日温热服用1次。

【食物禁忌】不宜过量食用。

◆药粥解说 杏仁常被人们称为"抗癌之果"。白梨有润肺消痰的功效。经常食用有降压的功效。

秘方来源 民间方。

>>>> 高脂血症

## 红枣双米粥

【选取原料】 红枣、桂圆干各适量●黑米70克●薏苡仁30克●白糖适量

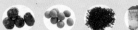

【制作方法】

❶黑米、薏苡仁均泡发洗净；桂圆干洗净；红枣洗净，切片。❷锅置火上，倒入清水，放入黑米、薏米煮开。❸加入桂圆、红枣同煮至浓稠状，调入白糖拌匀即可。

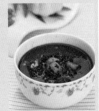

【性味归经】红枣性温，味甘；归脾、胃经。

【适用疗效】降低血脂、降低血压、防治中风。

【用法用量】温热服用，早晚各1次。

【食物禁忌】湿热内盛者忌食。

•药粥解说 红枣可有效降低血中的胆固醇，软化血管；薏苡仁可以降低血液中的胆固醇。

秘方来源 民间方。

# 燕麦南瓜豌豆粥

 选取原料 燕麦40克●南瓜、豌豆各30克●大米50克●白糖4克

制作方法

❶大米、燕麦均泡发洗净；南瓜去皮洗净，切丁；豌豆洗净。
❷锅置火上，倒入清水，放入大米、南瓜、豌豆、燕麦煮开。
❸待煮至浓稠状时，调入白糖拌匀即可。

【性味归经】南瓜性温味甘；入脾胃经。
【适用疗效】降低血脂、降低血压。
【用法用量】温热服用，每日1次。

【食物禁忌】有脚气、黄疸、气滞湿阻病症患者忌食。

药粥解说 燕麦富含皂苷素，可以调节人体的肠胃功能，降低胆固醇，因此经常食用燕麦，可以有效防治高血脂、高血压和心脑血管疾病。

秘方来源 民间方。

# 芝麻麦仁粥

 选取原料 黑芝麻20克●麦仁80克●白糖3克●
葱花少许

制作方法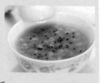

❶麦仁泡发洗净。黑芝麻洗
净。❷锅置火上，倒入清水，放
入麦仁煮开。❸加入黑芝麻同煮
至浓稠状，调入白糖撒上葱花即可。

【性味归经】芝麻性平，味甘；归肝、肾、肺、脾经。
【适用疗效】降血脂。
【用法用量】温热服用，可当早餐来食用。

【食物禁忌】 患有慢性肠炎、便溏腹泻、阳痿、
遗精等病症的人忌食。

●药粥解说 芝麻含有丰富的亚油酸和膳食纤维，
具有调节胆固醇、降低血脂的作用。因此本粥含有
亚油酸等不饱和脂肪酸，可降低胆固醇，降低血脂，
防止动脉硬化。

秘方来源 经验方。

# 虾仁干贝粥

 选取原料 大米100克●虾仁、干贝各20克●盐3克●香菜、酱油各适量

制作方法

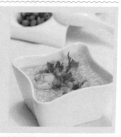

❶大米、虾仁、干贝洗净；❷锅中注入适量清水，加入虾仁、干贝、大米，同煮。❸粥将成时，加入盐、香菜、酱油，煮沸即可。

【性味归经】虾仁性温，味甘；归肝、肾经。

【适用疗效】用于高脂血症。有降低血脂之功效。

【用法用量】温热服用，每日1次。

●药粥解说 虾仁有预防高血压及心肌梗死等效用。干贝有滋阴补肾、降低血脂等功效。干贝还可预防癌症。此粥口味极佳，是很好的保健食品。

秘方来源 民间方。

# 萝卜包菜酸奶粥

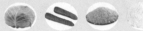

**选取原料** 大米70克●胡萝卜、包菜各适量●酸奶10克●盐3克●面粉20克

**制作方法**

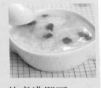

❶大米洗净，胡萝卜、包菜分别洗净切碎。❷锅中注入适量清水，加入面粉与大米同煮。❸粥将熟时，加入胡萝卜、包菜、酸奶、盐煮沸即可。

【性味归经】酸奶性平，味酸；归肠、胃经。

【适用疗效】用于高脂血症。有降低血脂之功效。

【用法用量】每日1次。

**药粥解说** 酸奶能刺激胃酸分泌，提高食欲，增强胃肠的消化功能。胡萝卜有润肠通便、降低血脂等功效。包菜有健胃消食、止痛，尤其对于治疗十二指肠溃疡很有效用。

**秘方来源** 民间方。

# 猪肺青豆粥

选取原料 大米、猪肺、青豆、胡萝卜、姜丝、盐、鸡精、香油各适量

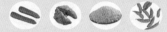

制作方法

❶大米洗净，猪肺、青豆、胡萝卜分别洗净切碎。❷锅中注入适量清水，加入大米、猪肺、青豆、胡萝卜，同煮。❸粥将熟时加入姜丝、盐、鸡精、香油，煮沸即可。

【性味归经】猪肺性平，味甘，入肺经。

【适用疗效】用于高脂血症。有降低血脂之功效。

【用法用量】每日1次。

【食物禁忌】痛风、消化性溃疡患者忌服用。

药粥解说 猪肺有止咳、益肺的作用。青豆不含胆固醇，可预防心血管疾病，并减少癌症发生。每天吃两盘青豆，可降低血液中的胆固醇。

秘方来源 民间方。

# 鲳鱼豆腐粥

**选取原料** 大米、鲳鱼、豆腐、盐、味精、料酒、香菜叶、葱花、香油各适量

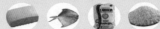

**制作方法**

❶大米洗净，鲳鱼洗净切好后用料酒腌制。❷锅中注入适量清水，加入大米、鲳鱼，同煮。❸粥将熟加入豆腐、香菜叶、盐、味精、葱花、姜丝、香油煮沸即可。

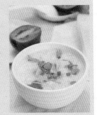

【性味归经】鲳鱼性平，味甘；归脾、胃经。

【适用疗效】用于高脂血症。有降低血脂之功效。

【用法用量】温热服用。

【食物禁忌】皮肤病者忌服用。

•药粥解说 鲳鱼肉质鲜嫩，营养丰富，具有益气养血、柔筋利骨、降低胆固醇的功效，对高血脂、高胆固醇的人来说是一种不错的鱼类食品。

秘方来源 民间方。

# 大米决明子粥

**选取原料** 大米100克●决明子适量●盐2克●葱8克

**制作方法**

❶大米、决明子分别洗净；❷锅中注入适量清水，加入大米、决明子同煮；❸粥将熟时加入盐、葱即可食用。

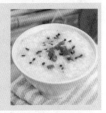

【性味归经】决明子性平，味咸苦；归肝、胆、肾经。

【适用疗效】用于高脂血症。有降低血脂之功效。

【用法用量】温热服用。

【食物禁忌】月经失调者忌服。

**药粥解说** 决明子中含有大量的化学成分，可以抗菌，降低血脂，保护肝脏，有明目、养生的作用。此粥适合各类人群，尤其是老年人食用。

**秘方来源** 民间方。

# 肉桂米粥 ▼

选取原料 大米100克●肉桂适量●白糖3克●葱花适量

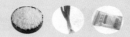

制作方法

❶取大米洗净，放入锅中熬煮。❷将洗净的肉桂放入锅中，与大米同煮。❸加入白糖、葱花，待其煮沸即可食用。

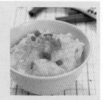

【性味归经】肉桂性大热，味辛甘。归脾、肾、心、肝经。

【适用疗效】用于糖尿病等症。有降低血糖之功效。

【用法用量】温热服用。每日1次。

● 药粥解说 肉桂可以活血、散寒、止痛，具有发汗解肌、温通经脉的功效，还能降低血糖血压，帮助消化、祛痰止咳。此粥适合各类人群，尤其是男性食用，适用于阳痿、宫冷、心腹冷痛、虚寒吐泻、经闭、痛经、温经通脉。

秘方来源 民间方。

# 枸杞麦冬花生粥

【选取原料】大米80克●枸杞子、麦冬、葱花、白糖各适量●花生米30克

【制作方法】

❶取大米洗净熬煮。❷加入枸杞子，麦冬，花生米与大米同煮。❸加入白糖煮沸撒上葱花即可。

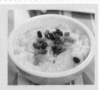

【性味归经】枸杞子性平、味甘。归肝、肾、肺经。

【适用疗效】用于糖尿病等症。有降低血糖之功效。

【用法用量】温热服用。每日1次。

●药粥解说 枸杞子有润肺止咳、保护肝肾等作用。枸杞子还可降低血脂、血糖。枸杞子中含有的丰富维生素，对人体具有良好的保健作用。麦冬滋阴润肺的作用。花生有健脾和胃、润肺止咳的作用。花生中还含有各种维生素。花生中的微量元素，可帮助软化血管。

秘方来源 民间方。

# 瘦肉虾米冬笋粥

**选取原料** 大米150克●冬笋20克●猪肉、虾米、盐、味精、葱花各适量

**制作方法**

❶大米洗净，冬笋洗净切块，猪肉洗净切片，虾米洗净。❷锅中注入适量清水，加入大米、冬笋共煮粥。❸粥将熟时放入瘦肉、虾米、盐、味精、葱花，煮熟即可。

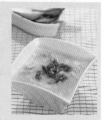

【性味归经】猪肉性平，味甘咸；归脾、胃、肾经。

【适用疗效】用于糖尿病等症。有降低血糖之功效。

【用法用量】温热服用。每日1次。

●**药粥解说** 猪肉可以健脾胃，补充人体的胶原蛋白。冬笋有利尿、通便、降低血脂血糖等功效。虾米可以预防冠心病、心肌梗死，补充钙质，降低血糖血脂等。

**秘方来源** 民间方。

# 香葱虾米粥

**选取原料** 大米100克●小虾米、包菜叶、盐、味精、葱花、香油各适量

## 制作方法

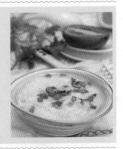

❶大米、虾米分别洗净，包菜叶洗净切碎。❷锅中注入适量清水，加入大米、小虾米、包菜叶，同煮。❸粥将熟时加入盐、味精、葱花、香油，煮沸即可。

【性味归经】葱性温，味辛；归肺、胃经。

【适用疗效】用于糖尿病等症。有降低血糖之功效。

【用法用量】温热服用。每日1次。

**药粥解说** 葱对于抑制消灭病菌有十分强的作用。虾米中含有丰富的营养物质，可以补充钙质。此粥适合各类人群，尤其是老年人食用。

**秘方来源** 民间方。

# 莲子山药粥 ▼

 选取原料 粳米80克●山药20克●莲子13克●玉米10克●盐3克●葱少量

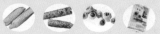

## 制作方法

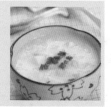

❶取粳米洗净，放入锅中熬煮。❷将山药、莲子、玉米一起放入锅中，与粳米同煮。❸加入盐、葱，待其煮沸即可食用。

【性味归经】莲子性平，味甘、涩。归心、脾、肾、胃、膀胱经。

【适用疗效】用于糖尿病等症。有降低血糖之功效。

【用法用量】温热服用。每日1次。

●药粥解说 莲子中含有丰富的营养成分，有养心安神，益脾补肾等功效。对于失眠健忘者很有帮助。玉米有调中和胃、利尿、降血脂、降血压的功效。此粥适合各类人群，尤其是女性食用。

秘方来源 民间方。

# 枸杞山药瘦肉粥

 选取原料 大米80克●山药120克●猪肉、枸杞子、葱花、盐、味精各适量

制作方法

❶取大米洗净熬煮。❷加入山药、猪肉、枸杞子，与大米同煮。❸加入盐、味精、葱花，煮沸即可。

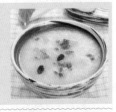

【性味归经】枸杞子性平，味甘；归肝、肾、肺经。

【适用疗效】用于糖尿病等症。有降低血糖之功效。

【用法用量】温热服用。每日1次。

●药粥解说 枸杞子有养肝补肾、润肺止咳等作用。山药有补脾养胃、助消化的功效。猪肉滋阴润燥，补虚养血，对消渴羸瘦、热病伤津、便秘、燥咳等病症有食疗作用。此粥适合糖尿病患者食用。

秘方来源 民间方。

# 香菇燕麦粥

选取原料 香菇、白菜、葱各适量●燕麦片60克

制作方法

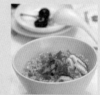

❶燕麦片泡发洗净；香菇洗净切片；白菜洗净切丝；葱洗净切花。❷锅置火上，倒入适量清水，放入燕麦片，用大火煮开。❸加入香菇、白菜同煮至浓稠状，调入盐拌匀，撒上葱花即可。

【性味归经】香菇性平味甘；入脾、胃经。
【适用疗效】降低血脂。
【用法用量】每日早晚温热服用1次。

【食物禁忌】顽固性皮肤瘙痒症患者忌食。

●药粥解说 香菇能提高机体免疫功能、延缓衰老、降血压、降血脂、降胆固醇；燕麦有"天然美容师"之称，有益肝和胃、养颜护肤、降血糖的功效。

秘方来源 民间方。

# 生姜猪肚粥

**选取原料** 生姜30克●大米、猪肚、盐、味精、料酒、葱花、香油各适量

**制作方法**

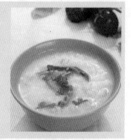

❶大米洗净，猪肚洗净切好，用料酒腌制。❷锅中注入适量清水，放入大米、猪肚，同煮。❸粥将熟时，加入姜末、盐、味精、葱花、香油煮沸即可。

【性味归经】姜性温，味辛；归肺、脾、胃经。
【适用疗效】用于糖尿病等症。有降低血糖之功效。
【用法用量】温热服用，每日1次。

**药粥解说** 姜有散寒，润肺，止咳，助消化等功效。猪肚中含有丰富的营养物质，具有补虚损，健脾胃的功效。此粥适合各类人群，尤其适合女性食用。

**秘方来源** 民间方。

# 冬瓜银杏姜粥

 **选取原料** 大米100克 ●冬瓜25克●银杏、姜末、盐、胡椒粉、葱各适量

  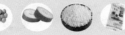 

**制作方法**

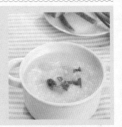

❶大米洗净；冬瓜去皮洗净，切块。❷锅中注入适量清水，加入大米、冬瓜、银杏、姜末，同煮。❸粥将熟时加入盐、胡椒粉、葱，煮沸即可食用。

【性味归经】冬瓜性寒，味甘；归肺、肾经。

【适用疗效】用于糖尿病等症。有降低血糖之功效。

【用法用量】温热服用。每日1次。

●药粥解说 冬瓜有除烦解燥、降低血糖、保护肾脏、美容减肥的功效。银杏有延缓衰老、美容养颜、降低血脂血糖、预防心脑血管等作用。其合熬为粥，可用于糖尿病等症。

秘方来源 民间方。

>>>> 冠心病

# 油菜枸杞粥 ▼

 选取原料 鲜油菜叶、枸杞子各适量●大米
100克●盐2克●味精1克

制作方法

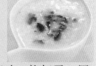

❶油菜叶洗净，切碎片。枸杞子洗净。大米泡发洗净。❷锅置火上，注入清水，放入大米，用旺火煮至米粒绽开。❸放入油菜叶、枸杞子，用文火慢慢煮至粥浓稠时，加入盐、味精调味即可。

【性味归经】枸杞子性味甘平，入肝、肾、肺经。
【适用疗效】适用于治疗冠心病，高血压。
【用法用量】需温热服用。每日服用1次。

●药粥解说 油菜有散血、消肿的功效。枸杞子有养肝补肾、润肺止咳等作用,可治疗肝肾阴亏、腰膝酸软、头晕等症此粥可用于治疗冠心病、高血压等症。

秘方来源 经验方。

# 枸杞木瓜粥 ▼

 选取原料 枸杞子10克●木瓜50克●糯米100克●白糖5克●葱花少许

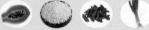

制作方法

❶枸杞子洗净。木瓜切开取果肉，切成小块。❷锅置火上，放入糯米清水煮至八成熟。❸放入木瓜、枸杞子煮至米烂，加白糖调匀，撒葱花便可。

【性味归经】木瓜性平，微寒，味甘。归肝、脾经。
【适用疗效】用于治疗冠心病。
【用法用量】每日2次。

【食物禁忌】此粥忌长久服用。

●药粥解说 木瓜，别名木瓜实、乳瓜等，其汁水丰多，甜美可口，营养丰富。有理脾和胃、平肝舒筋的功效。枸杞子有养肝补肾、润肺止咳的功效。木瓜、枸杞子、糯米合熬为粥，可治疗冠心病等症。

秘方来源 经验方。

# 木耳枣杞粥

 **选取原料** 黑木耳、红枣、枸杞子各15克●糯米80克●盐2克●葱少许

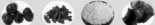

**制作方法**

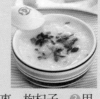

①糯米洗净。黑木耳泡发洗净，切成细丝。红枣去核洗净，切块。枸杞子洗净。葱洗净，切花。②锅置火上，注入清水，放入糯米煮至米粒绽开，放入黑木耳、红枣、枸杞子。③用小火煮至粥成时，调入盐入味，撒上葱花即可。

【性味归经】黑木耳性平，味甘。归胃、大肠经。
【适用疗效】用于冠心病、心肌梗死。
【用法用量】需温热服用。每日两次。

•**药粥解说** 常吃黑木耳可抑制血小板凝聚，降低血液中胆固醇的含量，对冠心病、动脉血管硬化、心脑血管病颇为有益，并有一定的抗癌作用。

**秘方来源** 经验方。

# 菠菜玉米枸杞粥

【选取原料】 菠菜、玉米粒、枸杞子各15克●大米100克●盐3克●味精1克

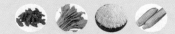

【制作方法】

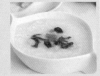

❶大米洗净。枸杞子、玉米粒洗净。菠菜择去根，洗净，切成碎末。❷锅置火上，注入清水后，放入大米、玉米、枸杞子煮至米粒开花。❸再放入菠菜，煮至粥成，调入盐、味精入味即可。

【性味归经】玉米性平，味甘，归肝、胆、膀胱经。
【适用疗效】用于冠心病等症。
【用法用量】需温热服用。早晚各1次。

●药粥解说 菠菜能滋阴润燥，通利肠胃，对津液不足、肠燥便秘、高血压等症有一定的疗效。玉米有调中和胃、利尿、降血脂、降血压的功效。此粥具有保健作用，适合各类人群。

秘方来源 民间方。

# 桂圆银耳粥

**选取原料** 银耳、桂圆肉各适量●大米100克●白糖5克

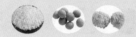

**制作方法**

❶大米洗净备用。银耳泡发洗净，切碎。桂圆肉洗净备用。❷锅置火上，放入大米，倒入清水煮至米粒开花。❸待粥至浓稠状时，放入银耳、桂圆同煮片刻，调入白糖拌匀即可。

【性味归经】银耳性味甘平，入心、肺、肾、胃经。
【适用疗效】可用于治疗冠心病等症。
【用法用量】每日温热服用1次。

【食物禁忌】忌隔夜服用。

●药粥解说 桂圆含有蛋白质、脂肪、碳水化合物、粗纤维等营养物质。银耳能滋阴润燥、益气养胃。此粥可用于治疗冠心病等症。

秘方来源 经验方。

# 西红柿桂圆粥

**选取原料** 西红柿、桂圆肉各20克●糯米100克
●青菜少许●盐3克

 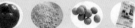

**制作方法**

❶西红柿洗净,切丁。桂圆肉洗净。糯米洗净。青菜洗净,切碎。❷锅置火上,加入清水、糯米、桂圆,用旺火煮至绽开。❸再放入西红柿,下入青菜稍煮,再加入盐调味即可。

【性味归经】桂圆性温,味甘,归心、肝、脾、肾经。
【适用疗效】可用于治疗冠心病。
【用法用量】需温热服用。每日2次。

【食物禁忌】此粥忌长久服用。

●**药粥解说** 桂圆对中老年人而言,有保护血管、防止血管硬化和脆性的作用。西红柿有清热解毒、生津止渴、健胃消食等作用。

**秘方来源** 民间方。

# 木瓜葡萄粥

 选取原料 木瓜30克●葡萄20克●大米100克●
白糖5克●葱花少许

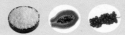

制作方法

❶大米洗净。木瓜切开取果肉，
切成小块。葡萄去皮、去核，洗净。
❷锅置火上，注入清水，放入大米
煮至八成熟。❸放入木瓜、葡萄煮
至米烂，放入白糖稍煮后调匀，撒上葱花便可。

【性味归经】葡萄性平，味甘酸；入肺、脾、肾经。
【适用疗效】可用于冠心病等症。
【用法用量】每日服用1次。

【食物禁忌】忌长久食用。

●药粥解说 葡萄舒筋活血、开脾健胃、助消化、
提神。葡萄根及藤叶有祛风湿、利小便、镇静止痛
功效。木瓜有理脾和胃、平肝舒筋等功效。

秘方来源 经验方。

# 豆浆玉米粥 ▼

 选取原料 鲜豆浆120克●玉米、豌豆、胡萝卜、大米、冰糖、葱各适量

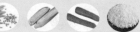

制作方法

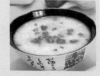

❶大米泡发洗净。玉米粒、豌豆均洗净，胡萝卜洗净，切丁。
❷锅置火上，倒入清水，放入大米煮至开花，再入玉米、豌豆、胡萝卜同煮至熟。
❸放入鲜豆浆、冰糖，煮至浓稠状，撒上葱花即可。

【性味归经】豆浆性平，味甘。入脾、胃经。
【适用疗效】用于治疗冠心病，高血压。有补虚益胃之功效。
【用法用量】温热服用，早晚各1次。

【食物禁忌】 现煮现服，忌隔夜服用。

◆药粥解说 经常饮用，对高血压、冠心病、动脉粥样硬化等患者大有益处。

秘方来源 民间方。

>>>> 肝炎

# 刺五加粥 ▼

 选取原料 大米80克●白糖3克●刺五加、葱花适量

制作方法

❶大米洗净。❷锅中加入适量清水、大米、刺五加同煮。❸粥将熟时调入白糖，稍煮撒上葱花即可。

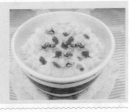

【性味归经】刺五加性温，味辛苦。归脾、肾、心经。
【适用疗效】适用于肝炎等症。有疏肝理气之功效。
【用法用量】温热服用。

【食物禁忌】高血压、阴虚火旺者忌服。

•药粥解说 刺五加可治风湿痹痛、筋骨痿软、小儿行迟、体虚乏力、水肿、脚气等症。大米有补中益气、益精强志、和五脏的功效。刺五加、大米合熬为粥，有疏肝理气的功效。

秘方来源 民间方。

# 天冬米粥

 选取原料 大米100克●天冬适量●白糖3克●葱5克

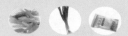

制作方法

❶大米洗净。❷锅中加入清水、天冬、大米，共熬煮。❸粥将熟时调入白糖、葱，稍煮即可。

【性味归经】天冬性寒，味甘。归肺、肾经。
【适用疗效】适用于肝炎等症。有疏肝理气之功效。
【用法用量】每日1次。

【食物禁忌】风寒者忌服用。

•药粥解说 天冬有润肺、疏肝理气、滋阴、生津止渴、润肠通便的功效。有补中益气、健脾养胃、益精强志、和五脏、通血脉、聪耳明目、止烦、止渴等功效。天冬、大米、白糖、葱合熬为粥，有疏肝理气的功效，适用于肝炎等患者食用。

秘方来源 民间方。

# 党参红枣黑米粥

 选取原料 黑米80克●党参、红枣各适量●白糖4克

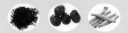

🍲 制作方法

❶黑米、红枣、党参分别洗净备用。❷锅中放入适量水、黑米，共熬粥，粥煮沸后加入红枣、党参。❸粥将熟时加入白糖，稍煮即可。

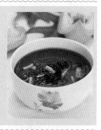

【性味归经】党参性平，味甘。归脾、肺经。

【适用疗效】适用于肝炎等症。有疏肝理气之功效。

【用法用量】每日1次。

【食物禁忌】实证、热证、气滞者忌用。

●药粥解说 党参含有葡萄糖、果糖、菊糖、蔗糖、磷酸盐等营养物质。其能补血，影响肾上腺皮质的功能，有抗疲劳等作用。适用于气血不足、劳倦乏力等症。

秘方来源 民间方。

# 泽泻枸杞粥

选取原料 大米80克●泽泻、枸杞子、葱花各适量●盐1克

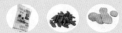

制作方法

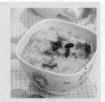

❶大米洗净，锅中加入适量水、大米，共熬煮。❷泽泻煎煮取汁。❸粥将熟时加入枸杞子、泽泻汁、盐，稍煮撒上葱花即可。

【性味归经】泽泻性寒，味甘。归肾、膀胱经。
【适用疗效】适用于肝炎等症。有疏肝理气之功效。
【用法用量】每日1次。

【食物禁忌】肾虚精滑无湿热者忌服用。

●药粥解说 泽泻抗脂肪肝的作用，对金黄色葡萄球菌、肺炎链球菌、结核分枝杆菌也有抑制作用。泽泻、枸杞子、大米合熬为粥，有疏肝理气的功效。此粥适合各类人群，尤其是老年人食用。

秘方来源 民间方。

# 鸡蛋枸杞猪肝粥

 选取原料 大米80克●猪肝100克●鸡蛋、枸杞子、盐、葱花、香油各适量

制作方法

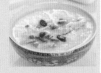

❶大米洗净。猪肝洗净切块。

❷锅中注入适量清水，加入猪肝、枸杞子、鸡蛋、大米，共煮粥。

❸粥将熟时加入盐、枸杞子、葱花、香油，稍煮即可。

【性味归经】鸡蛋性凉，味甘。归大肠、胃经。

【适用疗效】适用于肝炎等症。有疏肝理气之功效。

【用法用量】每日1次。

【食物禁忌】胆结石者忌服用。

药粥解说 鸡蛋适宜体质虚弱、营养不良、贫血、女性产后病后以及老年高血压、高血脂、冠心病等病症者食用。猪肝可用于血虚萎黄、水肿、脚气、夜盲、目赤等症。

秘方来源 民间方。

# 白菜薏苡仁粥

**选取原料** 大米、薏苡仁各40克●芹菜、白菜各适量●盐2克

**制作方法**

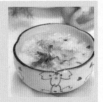

❶大米洗净。❷锅中注入适量清水，加入薏苡仁、芹菜、白菜、大米，共煮粥。❸粥将熟时加入盐，稍煮即可。

【性味归经】白菜性平，味甘。归肠、胃经。
【适用疗效】适用于肝炎等症。
【用法用量】每日1次。

【食物禁忌】脾胃虚寒者忌服用。

●**药粥解说** 白菜有补肝、通利肠胃、清热解毒、止咳化痰、利尿养胃的功效。薏苡仁适合风湿性关节痛、尿路感染、白带过多、癌症患者食用。此粥适用于肝炎患者食用。

**秘方来源** 民间方。

# 羊骨杜仲粥

**选取原料** 大米80克●羊骨250克●杜仲60克
●料酒、生抽、盐、味精、葱白、姜末、葱花适量

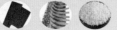

**制作方法**

❶取大米洗净熬煮。❷杜仲洗净煮后取汁，羊骨用料酒、生抽腌制后切好一起加入粥中。❸加入盐、味精、葱白、葱花、姜末，煮沸即可。

【性味归经】杜仲性温，味甘。归肝、肾经。
【适用疗效】适用于肝炎等症。有疏肝理气之功效。
【用法用量】每日1次。

【食物禁忌】阴虚火旺者忌服用。

**药粥解说** 杜仲富含木脂素、维生素C、杜仲胶等。用于肾虚腰痛、筋骨无力、妊娠漏血、胎动不安、高血压等症。羊骨有补肾、益气、强壮骨骼等效用。羊骨中的营养成分，对于骨质十分有益。

**秘方来源** 民间方。

# 鹌鹑瘦肉粥

【选取原料】 大米80克 ● 鹌鹑1只 ● 猪肉80克 ● 料酒、盐、味精、姜丝、胡椒粉、葱花、香油适量

【制作方法】

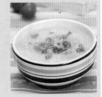

①取大米洗净熬煮。②加入料酒、煮后的鹌鹑与大米同煮粥。③再加入猪肉、盐、味精、姜丝、胡椒粉、葱花至沸即可。

【性味归经】 鹌鹑性平，味甘。归大肠、心、肝、脾、肺、肾经。

【适用疗效】 适用于肝炎等症。有疏肝理气之功效。

【用法用量】 温热服用。每日1次。

【药粥解说】 鹌鹑含有高蛋白、低脂肪、低胆固醇、多种无机盐。有补五脏、益精血、温肾助阳、增力气、壮筋骨、防治高血压及动脉硬化等功效，对于贫血、头晕、高血压等效果较佳。

【秘方来源】 民间方。

# 猪肝黄豆粥

 选取原料 大米80克●猪肝、黄豆各100克●姜丝、盐、鸡精各适量

制作方法

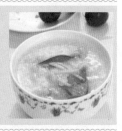

❶取大米洗净，放入锅中熬煮。❷将猪肝、黄豆一起放入锅中，与大米同煮粥。❸加入姜丝、盐、鸡精，待其煮沸即可食用。

【性味归经】性温，味甘。归肝经。
【适用疗效】适用于肝炎等症。有疏肝理气之功效。
【用法用量】温热服用。每日1次。

●药粥解说 猪肝味甘、性温，入肝经，有补血健脾、养肝明目的功效。黄豆明显地改善和降低血脂和胆固醇，降低患心血管疾病的概率，还能保持血管弹性、健脑和防止脂肪肝形成。

秘方来源 民间方。

# 眉豆大米粥

**选取原料** 大米80克●眉豆30克●红糖10克●葱花3克

**制作方法**

❶先取大米洗净，再放入锅中熬煮。❷将眉豆放入锅中，与大米同煮粥。❸加入红糖、葱花，待其煮沸即可食用。

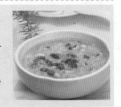

【性味归经】眉豆性平，味甘。归脾、胃经。
【适用疗效】适用于肝炎等症。有疏肝理气之功效。
【用法用量】温热服用。

【食物禁忌】尿路结石者忌服用。

●药粥解说 眉豆是甘淡温和的健脾化湿药，能健脾和中、消暑清热、解毒消肿，适用于脾胃虚弱、便溏腹泻、体倦乏力、水肿、白带异常以及夏季暑湿引起的呕吐、腹泻、胸闷等病症。

秘方来源 民间方。

# 腰果糯米甜粥

 选取原料 糯米80克●腰果20克●白糖3克●葱花8克

制作方法

❶取糯米洗净，放入锅中煮粥。❷将腰果放入锅中，与糯米同煮粥。❸加入白糖、葱花，待其煮沸后即可食用。

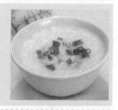

【性味归经】腰果性平，味甘。归脾、肾经。

【适用疗效】适用于肝炎等症。有疏肝理气之功效。

【用法用量】每日温热服用1次。

【食物禁忌】过敏者忌服用。

药粥解说 腰果还含有丰富的油脂，可以润肠通便，润肤美容，延缓衰老。此粥适合各类人群食用。适宜肝炎、风湿性关节炎、高血压、尿结石之人食用。

秘方来源 民间方。

>>>> 肾炎

# 🐟 鱼嘴粥 ▼

⚖️ 选取原料 鱼嘴、咸菜、大米、盐、鸡精、胡椒粉、姜末、葱花各适量

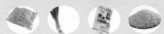

🍚 制作方法

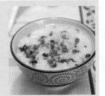

❶大米淘洗。鱼嘴洗净。咸菜洗净切碎。❷大米煮至五成熟倒入鸡汤调匀，放入鱼嘴、咸菜、姜末煮至米粒开花，加盐、鸡精、胡椒粉调匀，撒上葱花便可食用。

【性味归经】大米性平，味甘。归脾、胃、肺经。
【适用疗效】利水消肿，通便利尿。
【用法用量】温热服用，每日1次。

【食物禁忌】 孕产妇不宜多食。

◆药粥解说 鲫鱼有益气健脾、利水消肿、清热解毒、通络下乳、祛风湿病痛之功效。

秘方来源 民间方。

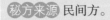

# 百合杏仁粥

【选取原料】 粳米50克●鲜百合40克●枸杞5克●杏仁5克●白糖适量

## 制作方法

❶取粳米、枸杞、鲜百合洗净备用。❷锅置火上，注入清水，加粳米、百合、枸杞熬煮成粥。❸杏仁洗净碾碎后加入粥中同煮。❹待粥将熟时，加入白糖即可。

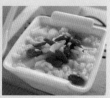

【性味归经】 百合性微寒，味甘；归心、肺经。
【适用疗效】 利水消肿。
【用法用量】 温热服用，每日2次。

【食物禁忌】 脾胃虚弱，外感风寒者忌服用。

●药粥解说 百合有良好的营养滋补之功，特别是对病后体弱、神经衰弱等症大有裨益。常食此粥有润肺、清心、调中、利水消肿的功效。

秘方来源《家庭药膳》。

>>>> 类风湿性关节炎

# 百合南瓜大米粥

【选取原料】南瓜、百合各20克 ● 大米90克 ● 盐2克

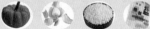

【制作方法】

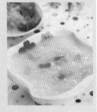

❶大米洗净；南瓜去皮洗净，切成小块；百合洗净，削去边缘黑色部分备用。❷锅置火上，注入清水，放入大米、南瓜，用大火煮至米粒开花。❸再放入百合，改用小火煮至粥浓稠时，调入盐入味即可。

【性味归经】百合性微寒，味甘；归心，肺经。

【适用疗效】用于风湿肿痛等症。

【用法用量】需温热服用。每日食用1次。

【药粥解说】百合有滋阴清热、养心安神、润肺止咳的功效；南瓜有解毒、保护胃黏膜、助消化的功效。此粥可以治疗风湿肿痛等症。

【秘方来源】经验方。

# 桂圆大米粥

 选取原料 桂圆肉适量●大米100克●盐2克●葱花适量

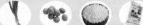

制作方法

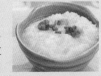

❶大米淘净；桂圆肉洗净。
❷锅置火上，加入清水，放入大米，以大火煮开。❸加入桂圆肉同煮片刻，再以小火煮至浓稠状，调入盐拌匀即可。

【性味归经】桂圆性温，味甘；归心，肝，脾，肾经。
【适用疗效】用于腰膝疼痛等症。
【用法用量】温热服用。每日1次。

【食物禁忌】需温热服用。

●药粥解说 桂圆含高碳水化合物、蛋白质、多种氨基酸、维生素等多种营养成分，有补益心脾、养血宁神的功效，可治疗类风湿关节炎、气血不足、心悸怔忡、健忘失眠、血虚萎黄等症。

秘方来源 经验方。

# 萝卜绿豆天冬粥

 选取原料 白萝卜20克●绿豆、大米各40克●
天冬适量●盐2克

制作方法

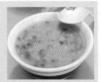

❶大米、绿豆均泡发洗净；
白萝卜洗净切丁；天冬洗净，加
水煮好，取汁待用。❷锅置火上，
倒入煮好的汁，放入大米、绿豆煮至开花。❸加
入白萝卜同煮至浓稠状，调入盐拌匀即可。

【性味归经】天冬性寒，味甘；归肺，肾经。
【适用疗效】有祛湿散寒的功效。
【用法用量】每日食用1次。

【食物禁忌】风寒者忌服用。

●药粥解说 白萝卜能止咳化痰、清热生津、凉血
止血、促进消化、增强食欲。天冬有润肺、滋阴、
生津止渴、润肠通便、祛湿散寒的功效。

秘方来源 经验方。

# 山药萝卜莲子粥

 选取原料 山药30克●胡萝卜、莲子、大米、盐、味精、葱各适量

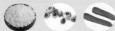

制作方法

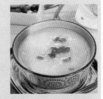

❶山药去皮洗净切块；莲子洗净泡发，挑去莲心；胡萝卜洗净切丁；大米洗净。❷将所有食材放入锅中加适量水，煮至粥成。❸放入盐、味精调味，撒上葱花即可。

【性味归经】莲子性平，味甘，涩；归心、脾、肾、胃、膀胱经。

【适用疗效】有祛湿散寒的功效。

【用法用量】每日食用1次。

【食物禁忌】心火旺者忌服用。

药粥解说 胡萝卜有健脾和胃、补肝明目、清热解毒的功效。莲子有养心安神、祛湿散寒的功效。

秘方来源 民间方。

# 百合雪梨粥

 选取原料 雪梨、百合各20克●糯米90克●冰糖20克●葱花少许

制作方法

❶雪梨去皮洗净，切片；百合泡发，洗净；糯米淘洗干净，泡发半小时。❷锅置火上，注入清水，放入糯米，用大火煮至米粒绽开。❸放入雪梨、百合，改用小火煮至粥成，放入冰糖熬至融化后，撒上葱花即可。

【性味归经】雪梨味甘，性凉；入肺、胃经。
【适用疗效】用于类风湿关节炎。
【用法用量】需温热服用。每日食用1次。

●药粥解说 梨有生津止渴、止咳化痰、清热降火、养血生肌的功效。百合含有生物素、秋水碱等多种生物碱和营养物质，有良好的营养滋补功效。此粥可治疗类风湿关节炎。

秘方来源 民间方。

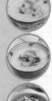

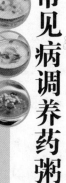

第四章

女性常见病调养药粥

>>>> 贫血

# 桂圆枸杞糯米粥

 选取原料 桂圆肉40克 ● 枸杞子10克 ● 糯米100克 ● 白糖5克

制作方法

❶ 糯米洗净，用清水浸泡。桂圆肉、枸杞子洗净。❷ 锅置火上，放入糯米，加适量清水煮至粥将成。❸ 放入桂圆肉、枸杞子煮至米烂，加白糖稍煮，调匀便可。

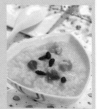

【性味归经】桂圆性温，味甘;归心、肝、脾、肾经。

【适用疗效】补中益气、养血安神。

【用法用量】温热服用。每日1次。

【食物禁忌】肠滑泄泻、风寒感冒者忌食。

● 药粥解说 枸杞子含丰富的蛋白质、钙、磷、铁等营养物质，是补血的佳品。

秘方来源 经验方。

# 山药枣荔粥

 选取原料 山药、荔枝各30克●红枣10克●大米100克●冰糖5克●葱花少许

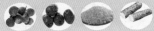

### 制作方法

❶大米淘洗干净，用清水浸泡。荔枝去壳洗净。山药去皮，洗净切小块，余水后捞出。红枣洗净，去核备用。❷锅置火上，注入清水，放入大米煮至八成熟。❸放入荔枝、山药、红枣煮至米烂，放入冰糖熬融后调匀，撒上葱花便可。

【性味归经】山药性平，味甘；归肺、脾、肾经。

【适用疗效】补血益气、提高免疫力。

【用法用量】温热服用，早晚各1次。

【食物禁忌】肠滑泄泻、风寒感冒者忌食。

●药粥解说 山药是虚弱、疲劳或病愈者恢复体力的最佳食品，经常食用能提高免疫力。

秘方来源 经验方。

# 红豆腰果燕麦粥 ▼

**选取原料** 红豆30克●腰果适量●燕麦片40克●
白糖4克

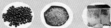

## 制作方法

❶红豆泡发洗净，备用。燕麦片洗净。腰果洗净。❷锅置火上，倒入清水，放入燕麦片和红豆、腰果，以大火煮开。❸转小火将粥煮至呈浓稠状，调入白糖拌匀即可。

【**性味归经**】腰果性平，味甘；归脾、胃、肾经。

【**适用疗效**】补血、止血、促进血液循环。

【**用法用量**】温热服用，早晚各1次。

【**食物禁忌**】孕妇忌食。

●**药粥解说** 红豆富含铁质，有补血、促进血液循环、强化体力、增强抵抗力的效果。燕麦有补益脾肾、润肠止汗、止血的作用。此粥能补血止血。

**秘方来源** 经验方。

# 桃仁红米粥

 **选取原料** 核桃仁30克●红米80克●枸杞子少许●白糖3克

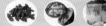

**制作方法**

① 红米淘洗干净，置于冷水中泡发半小时后捞出沥干水分。核桃仁洗净。枸杞子洗净，备用。

② 锅置火上，倒入清水，放入红米煮至米粒开花。

③ 加入核桃仁、枸杞子同煮至浓稠状，调入白糖拌匀即可。

【性味归经】核桃性温，味甘；归肾、肺、大肠经。

【适用疗效】预防贫血、舒缓疲劳、改善失眠。

【用法用量】温热服用，可当早餐食用。

【食物禁忌】肺脓肿、慢性肠炎患者。

●药粥解说 红米含蛋白质、糖类、膳食纤维等。其中以铁质最为丰富，故有补血及预防贫血的功效。

秘方来源 经验方。

# 🍲 猪肝粥 ▼

**⚖ 选取原料** 大米、猪肝、盐、味精、料酒、葱花、姜末各适量

**🍲 制作方法**

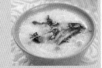

❶ 猪肝洗净，切片，用料酒腌渍。大米淘净，泡好。❷ 锅中注水，放入大米，旺火烧沸，下入姜末，转中火熬至米粒开花。❸ 放入猪肝，慢火熬粥至浓稠，加入盐、味精调味，撒上葱花即可。

【性味归经】猪肝性温，味甘、苦；归肝经。

【适用疗效】补血健脾、养肝明目。

【用法用量】温热服用，当早餐食用。

【食物禁忌】高血压、肥胖症、冠心病及高脂血症患者不宜食用。

• **药粥解说** 猪肝中铁的含量是猪肉的 18 倍，人体的吸收利用率也很高，是天然的补血妙品。

**秘方来源** 民间方。

>>>> 痛经

# 银耳桂圆蛋粥 ▼

 选取原料 银耳、桂圆肉各20克●鹌鹑蛋2个●
大米80克

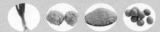

制作方法

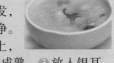

❶ 大米洗净。银耳泡发，洗净后撕小朵。桂圆去壳洗净。鹌鹑蛋煮熟去壳。❷ 锅置火上，注入清水，放入大米，煮至七成熟。❸ 放入银耳、桂圆、鹌鹑蛋稍煮，撒上葱花即可。

【性味归经】银耳性味甘平，入心、肺、肾、胃经。
【适用疗效】补气血、活血化瘀。
【用法用量】每日温热服用1次。

【食物禁忌】变质的银耳忌食用。

药粥解说 银耳有滋阴润燥、益气养胃、增强抵抗力、护肝的功效。

秘方来源 经验方。

# 陈皮白术粥 ▼

 **选取原料** 陈皮、白术、葱花各适量●大米
100克●盐2克

**制作方法**

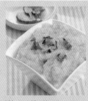

❶大米泡发洗净。陈皮洗净，切丝。白术洗净，加水煮好，取汁待用。❷锅置火上，倒入熬好的汁，放入大米，以大火煮开。❸加入陈皮，再以小火煮至浓稠状，调入盐撒上葱花即可。

【性味归经】陈皮性温，味辛，苦；归脾，胃，肺经。
【适用疗效】散寒止痛。
【用法用量】每日温热服用1次。

【食物禁忌】陈皮不宜过多。

●药粥解说 陈皮有辛散通温、理气的功效。陈皮、白术、大米合熬为粥，能健脾暖胃、散寒止痛、活血化瘀。

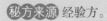

秘方来源 经验方。

# 陈皮眉豆粥 ▼

**选取原料** 大米80克●眉豆30克●陈皮适量●白糖4克

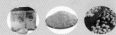

## 制作方法

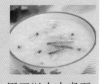

❶大米、眉豆均洗净，泡发半小时后捞出沥干水分。陈皮洗净，浸泡至软后，捞出切丝。❷锅置火上，倒入适量清水，放入大米、眉豆以大火煮至米、豆开花。❸加入陈皮丝，调入白糖拌匀即可。

【性味归经】眉豆性味甘平，入脾、肾经。

【适用疗效】活血化瘀、散寒止痛。

【用法用量】每日温热服用1次。

【食物禁忌】陈皮不宜过多。

●药粥解说 眉豆有生精髓、和五脏、理中益气的功效。陈皮能辛散通温，气味芳香，长于理气。此粥能健脾暖胃、活血化瘀、散寒止痛。

秘方来源 民间方。

# 萝卜红糖粥 ▼

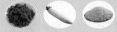

**选取原料** 萝卜30克●粳米100克●红糖5克●葱花少许

## 制作方法

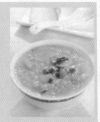

① 粳米泡发洗净。萝卜去皮洗净，切小块。② 锅置火上，注水后，放入粳米，用旺火煮至米粒开花。③ 放入萝卜，用文火煮至粥成，加入红糖，撒上葱花即可。

【性味归经】白萝卜性平，味甘辛；归肺、脾经。

【适用疗效】活血化瘀、散寒止痛。

【用法用量】每日温热服用1次。

●药粥解说 白萝卜中含有大量的植物蛋白、维生素C等营养成分，能阻止脂肪氧化，防止脂肪沉积。红糖能益气养血、健脾暖胃、祛风散寒、活血化瘀。红糖、萝卜、粳米合熬为粥，有散寒止痛、活血化瘀的功效。

秘方来源 民间方。

>>>> 月经不调

# 益母红枣粥 ▼

 选取原料 益母草20克 ● 红枣10枚 ● 大米100克 ● 盐适量

制作方法

❶大米泡发。红枣去核，切成小块。益母草嫩叶洗净切碎。❷大米与适量清水煮开。❸放入红枣煮至粥成浓稠状时，下入益母草，调入红糖拌匀。

【性味归经】益母草味辛、苦，性微寒，归心、肝、膀胱经。
【适用疗效】活血化瘀，调经消水。
【用法用量】需温热服用。每天服用1次。

●药粥解说 益母草具有活血、祛瘀、调经、消水的功效；红枣具有补虚益气、养血安神、健脾和胃的功效。此粥可以治疗妇女月经不调、痛经等症。

秘方来源 经验方。

# 鸡蛋麦仁葱香粥 ▼

[选取原料] 鸡蛋1个●麦仁100克●盐2克●葱花适量

🍵制作方法

❶麦仁洗净，放入清水中浸泡。鸡蛋洗净，煮熟后切碎。❷锅置火上，注入清水，放入麦仁，煮至粥将成。❸再放入鸡蛋丁，加盐调匀，撒上葱花即可。

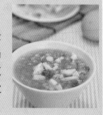

【性味归经】鸡蛋性味甘平，归脾、胃经。

【适用疗效】活血化瘀，通经止痛。

【用法用量】每日食用1次。

【食物禁忌】 鸡蛋不能与红糖同食。

●药粥解说 鸡蛋常被人们称为"理想的营养库"，能健脑益智、延缓衰老、保护肝脏，补充营养。麦仁含有蛋白质、纤维和矿物质，可用于治疗营养不良等症。

秘方来源 经验方。

# 牛奶鸡蛋小米粥 ▼

**选取原料** 牛奶50克●鸡蛋1个●小米100克●白糖5克●葱花少许

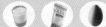

**制作方法**

❶小米洗净，浸泡片刻。鸡蛋煮熟后切碎。❷锅置火上，注入清水，放入小米，煮至八成熟。❸倒入牛奶，煮至米烂，再放入鸡蛋，加白糖调匀，撒上葱花即可。

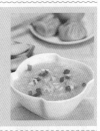

【性味归经】小米性味甘、咸；入肾、脾、胃经。

【适用疗效】通经止痛。

【用法用量】每日食用1次。

【食物禁忌】鸡蛋不能与红糖同食。

●药粥解说 牛奶含有丰富的蛋白质、钙、磷、铁、镁、钾和维生素等营养成分，有镇静安神、美容养颜的功效。鸡蛋能健脑益智、延缓衰老。

秘方来源 民间方。

# 冬瓜鸡蛋粥 ▼

**选取原料** 冬瓜20克●鸡蛋1个●大米80克●盐3克●葱花少许

  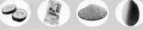 

**制作方法**

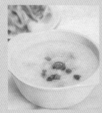

❶大米淘洗干净，放入清水中浸泡。冬瓜去皮洗净，切小块。鸡蛋煮熟取蛋黄，切碎。❷锅置火上，注入清水，放入大米煮至七成熟。❸再放入冬瓜，煮至米稠瓜熟，放入鸡蛋黄，加盐调匀，撒上葱花即可食用。

【性味归经】冬瓜性寒，味甘；归肺、肾经。
【适用疗效】活血化瘀，通经止痛。
【用法用量】每日食用1次。

●药粥解说 冬瓜有止烦渴、利小便的功效。鸡蛋含有丰富的营养，能健脑益智、保护肝脏、延缓衰老。

秘方来源 经验方。

# 鸡蛋生菜粥

 选取原料 鸡蛋1个●玉米粒20克●大米80克● 盐2克●葱花、生菜碎少许

制作方法

❶大米洗净。玉米粒洗净。生菜叶洗净，切丝。鸡蛋煮熟后切碎。❷锅置火上，注入清水，放入大米、玉米煮至八成熟。❸倒入鸡汤稍煮，放入鸡蛋、生菜，加盐调匀，撒上葱花即可。

【性味归经】生菜性凉，味甘，入膀胱经。
【适用疗效】活血调经。
【用法用量】每日食用1次。

【食物禁忌】 鸡蛋不能与红糖同食。

●药粥解说 生菜有清热安神、清肝利胆、养胃的功效，适用于神经衰弱者。鸡蛋有健脑益智、延缓衰老、保护肝脏、补充营养的功效。

秘方来源 民间方。

>>>> 带下病

# 莲子糯米粥 ▼

**选取原料** 莲子、胡萝卜、百合各15克●糯米100克●盐3克

**制作方法**

❶糯米洗净。莲子泡发洗净。胡萝卜洗净，切丁。❷锅置火上，注入清水，放入糯米，用大火煮至米粒开花。❸放入莲子、胡萝卜，改用小火煮至粥成，加入盐调味即可。

【性味归经】莲子性平，味甘。归心、脾、肾经。
【适用疗效】收涩止带。
【用法用量】每日1次，空腹温热食用。

【食物禁忌】阴虚内热年老体弱者不宜食用。

●药粥解说 莲子有防癌抗癌、降血压、强心安神、滋养补虚、止遗涩精、补脾止泻、养心安神的功效。

秘方来源 经验方。

# 桂圆枸杞红枣粥 ▼

 选取原料 桂圆肉、枸杞子、红枣各适量●大米80克

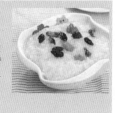

制作方法

① 大米、桂圆肉、枸杞子、红枣均洗净，红枣去核，切成小块备用。② 将粥煮熟后加入桂圆肉、枸杞子、红枣同煮片刻，再以小火煮至浓稠状即可。

【性味归经】枸杞子味甘，性平，入心、肺、脾、肾经。
【适用疗效】补气血、止带。
【用法用量】需温热食用。每日食用1次。

• 药粥解说 桂圆富含高碳水化合物、蛋白质、多种氨基酸和维生素，有补益心脾、养血宁神的功效。枸杞子有滋补肝肾、益精明目的功效，适用于虚劳精亏、腰膝酸痛等症。

秘方来源 经验方。

# 山药赤豆糯米粥

**选取原料** 山药35克●赤豆15克●糯米90克●白糖10克●蜜枣2颗

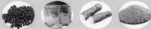

**制作方法**

❶糯米洗净。山药洗净，切块。赤豆洗净，清水浸泡半小时。❷锅内注水，放入糯米，用大火煮至米粒绽开，放入山药、赤豆、蜜枣。❸煮至粥成闻见香味时，放入白糖调味，即可食用。

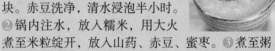

【性味归经】红豆性平、味甘酸；入心、小肠经。
【适用疗效】补肾养阴，止带。
【用法用量】空腹温热服用。

【食物禁忌】大便秘结者不宜服用。

●药粥解说 红豆富含蛋白质及多种矿物质，有补血、利尿、消肿、强化体力、增强抵抗力等功效。山药有益气养阴、补脾肺肾、固精止带的功效。

秘方来源 民间方。

# 鱿鱼猪骨核桃粥 ▼

**选取原料** 鱿鱼须、猪脊骨各30克●核桃仁20克●大米80克●葱花少许

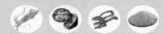

## 制作方法

① 大米淘洗干净，入清水浸泡。鱿鱼须洗净。猪脊骨洗净，剁小段，汆去血水。核桃仁洗净。

② 锅置火上，注入清水，放入大米、猪脊骨煮熟。

③ 再放入鱿鱼须、核桃仁煮至米粒开花，加盐调匀，撒上葱花。

【性味归经】核桃性温，味甘；归肺、肾经。
【适用疗效】滋阴养胃、止带。
【用法用量】需温热食用。每日食用1次。

● 药粥解说 鱿鱼富含蛋白质、牛磺酸、钙、磷、铁、微量元素等营养物质，有滋阴养胃、补虚润肤的功效。核桃有润肺、补肾、壮阳功效。

秘方来源 民间方。

# 金针菇猪肉粥 ▼

**选取原料** 大米80克●猪肉80克●金针菇100克●
盐、味精、葱花少许

**制作方法**

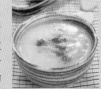

❶猪肉洗净切丝，用盐腌渍
片刻。金针菇洗净，去老根。大
米淘净，浸泡半小时后捞出沥干
水分。❷锅中放入大米和适量的
清水，旺火煮开，改中火，放入猪肉。❸放入金针
菇，熬至成粥，下入盐、味精调味，撒上葱花。

【性味归经】猪肉性平，味甘、咸；入脾、胃、肾经。
【适用疗效】滋阴养血、补肾益肝。
【用法用量】每日早晚温热服用1次。

【食物禁忌】脾胃虚寒者忌食。

●药粥解说 金针菇补肝、益肠胃、抗癌，可用来
治疗肝病、胃肠道炎症、溃疡、癌瘤等症；猪肉补
肾养血、滋阴润燥。此粥能养血益肝、补肾强腰。

秘方来源 民间方。

>>>> 闭经

## 桂圆羊肉粥 ▼

 选取原料 桂圆70克●羊肉100克●大米80克●盐、味精、葱花少许

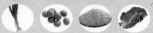

制作方法

❶桂圆去壳，取肉洗净。羊肉洗净，切片。大米淘净，泡好。❷锅中注入适量清水，下入大米，大火烧开，下入羊肉、桂圆，改中火熬煮。❸转小火，熬煮成粥，加盐、鸡精调味，撒入葱花即可。

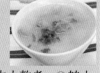

【性味归经】羊肉性热，味甘；归脾、胃、肾经。
【适用疗效】活血化瘀，痛经止痛。
【用法用量】需温热服用。每天服用1次。

•药粥解说 羊肉有补气滋阴、暖中补虚、开胃健力的功效。桂圆含有蛋白质、脂肪等营养成分，有开胃益脾、养血安神的功效。

秘方来源 经验方。

# 红枣羊肉糯米粥 ▼

**选取原料** 红枣25克●羊肉50克●糯米150克●盐2克●味精、姜末、葱少许

**制作方法**

❶红枣洗净，去核备用。羊肉洗净，切片，用开水汆烫，捞出。糯米淘净，泡好。❷锅中添适量清水，下入糯米大火煮开，下入羊肉、红枣、姜末，转中火熬煮。❸改小火，下入葱白，待粥熬出香味，加盐、味精调味，撒入葱花即可。

【性味归经】红枣性温，味甘；归脾、胃经。
【适用疗效】健脾暖胃、活血、解郁。
【用法用量】温热食用。每日1次。

●**药粥解说** 红枣有补脾和胃、益气生津、解毒药的功效。常用于治疗胃虚食少、脾弱便溏、气血不足、心悸怔忡等病症。

**秘方来源** 民间方。

# 鸡肉枸杞萝卜粥 ▼

选取原料 鸡脯肉100克●白萝卜120克●枸杞30克●大米80克●盐、葱花适量

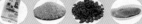

制作方法

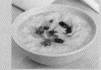

❶白萝卜洗净，去皮，切块。枸杞洗净。鸡脯肉洗净，切丝。大米淘净，泡好。❷大米放入锅中，倒入鸡汤，武火烧沸，下入白萝卜、枸杞，转中火熬煮至米粒软散。❸下入鸡脯肉，将粥熬至浓稠，加盐调味，撒上葱花即可。

【性味归经】鸡肉性平，胃甘；归脾、胃经。

【适用疗效】补虚填精、活血化瘀。

【用法用量】温热食用。每日1次。

●药粥解说 白萝卜含蛋白质、糖类、B族维生素、维生素C等营养成分，有降低胆固醇的功效。鸡肉有温中益气、补虚填精、健脾胃、活血脉的功效。

秘方来源 民间方。

# 羊肉包菜粥 ▼

 选取原料 大米80克●熟羊肉120克●包菜50克
●盐3克●盐、葱花少许

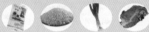

制作方法

❶熟羊肉切片。大米淘净，泡半小时。包菜洗净，切成丝。
❷大米入锅，加适量清水，大火煮开，转中火熬煮至米粒开花。
❸下入熟羊肉、包菜，改小火，熬煮成粥，加盐调味，撒入葱花即可。

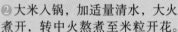

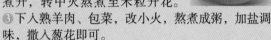

【性味归经】羊肉性热，味甘；归脾，胃，肾经。
【适用疗效】健脾暖胃、活血化瘀。
【用法用量】温热食用。每日1次。

●药粥解说 包菜中含有维生素C、花青素等营养成分，能消除疲劳、舒缓压力、延缓老化。羊肉有益气补虚、补肾壮阳、养肝等功效，对虚劳羸瘦、腰膝酸软、脾胃虚弱等症有一定的疗效。

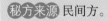 秘方来源 民间方。

# 鸡肝萝卜粥

 **选取原料** 鸡肝100克●胡萝卜60克●大米80克
●蒜末3克●盐2克●葱花少许

**制作方法**

❶胡萝卜洗净，切丁。大米淘净。鸡肝洗干净，对切。❷锅中注水，下入大米、胡萝卜，大火煮沸，再转中火熬煮至米粒软散。❸放入鸡肝、蒜末，改小火熬煮成粥，加盐调味，撒入葱花即可。

【性味归经】胡萝卜性平，味甘；归肺、脾经。

【适用疗效】补虚填精、活血化瘀。

【用法用量】每日食用1次。

【食物禁忌】胆固醇高者忌食用。

**药粥解说** 胡萝卜能益肝明目、利膈宽肠、健脾除疳、增强免疫力、降糖降脂。

**秘方来源** 民间方。

>>>> 崩漏

# 枸杞牛肉莲子粥 ▼

【选取原料】 牛肉100克●枸杞子30克●莲子50克●大米80克●盐、葱花少许

### 制作方法

❶牛肉洗净,切片。莲子洗净,浸泡后,挑去莲心。枸杞子洗净。大米淘净,泡半小时。❷大米入锅,加适量清水,旺火烧沸,下入枸杞子、莲子,转中火熬煮至米粒开花。❸放入牛肉片,用慢火将粥熬出香味,加盐调味,撒上葱花即可。

【性味归经】枸杞子性平,味甘;归肝、肾、肺经。
【适用疗效】凉血、止血。
【用法用量】温热食用。每日1次。

●药粥解说 莲子有滋养补虚、补脾止泻、养心安神的功效,可用来治疗肾虚遗精、滑泄等症。

秘方来源 民间方。

# 红枣百合核桃粥 ▼

选取原料 糯米100克 ●红枣、百合、核桃仁各20克 ●白糖5克

制作方法

❶糯米泡发洗净。百合洗净。红枣去核洗净。核桃仁泡发洗净。❷锅置火上，注水后，放入糯米，用旺火煮至米粒绽开。❸放入百合、红枣、核桃仁，改用文火煮至粥成，调入白糖入味即可。

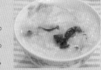

【性味归经】红枣性温、味甘；入脾、胃经。

【适用疗效】补血活血、滋阴补虚。

【用法用量】每日食用1次。

【食物禁忌】虚寒出血者忌食。

药粥解说 红枣有增强肌力、消除疲劳、补血的功效；百合有良好的营养滋补之功。核桃有润肺、补肾、壮阳、健肾等功能。

秘方来源 经验方。

# 羊肉枸杞姜粥 ▼

 选取原料 羊肉100克●枸杞子30克●大米80克
●盐3克●生姜20克●葱花少许

制作方法

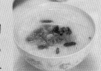

❶大米淘净。羊肉洗净，切片。生姜洗净，切丝。枸杞子洗净。
❷大米入锅，加水旺火煮沸，下入羊肉、枸杞子、姜丝，转中火熬至米粒软散。❸慢火熬煮成粥，加盐调味，撒上葱花即可。

【性味归经】枸杞子味甘，性平，归肝、肾、肺经。
【适用疗效】适用于男子阳痿、早泄，女子月经不调，有补气滋阴之功效。
【用法用量】每日温热服用1次。

【食物禁忌】一般不宜和过多性温热的补品同食。

药粥解说 羊肉含有丰富的脂肪、维生素、钙、磷等，有补气滋阴的功效。

秘方来源 经验方。

>>>> 流产

# 青菜枸杞粥 ▼

【选取原料】青菜、枸杞子各适量●大米80克●白糖3克

  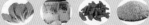 

## 制作方法

❶大米泡发洗净。青菜洗净，切丝。枸杞子洗净。❷锅置火上，倒入适量清水，放入大米煮至米粒开花。❸加入青菜、枸杞子同煮至浓稠状，调入白糖拌匀即可。

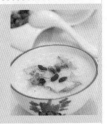

【性味归经】枸杞子味甘，性平，归肝、肾、肺经。
【适用疗效】有滋补、抗衰老、安胎之功效。
【用法用量】每日温热服用1次。

【食物禁忌】不能过量食用。

●药粥解说 青菜有助于增强机体免疫能力。枸杞子常常被当作滋补调养和抗衰老的良药。

秘方来源 民间方。

# 山药人参鸡肝粥 ▼

 选取原料 山药100克●人参1根●大米80克●鸡肝1块●葱花、盐、鸡精少许

## 制作方法

❶山药洗净，去皮，切片。人参洗净。大米淘净，泡好。鸡肝用水泡洗干净，切片。❷大米放入锅中，放适量清水，旺火煮沸，放入山药、人参，转中火熬煮至米粒开花。❸再下入鸡肝，慢火将粥熬至浓稠，加盐、鸡精调味，撒入葱花即可。

【性味归经】人参性平，味甘、微苦，归脾、肺、心经。
【适用疗效】用于虚劳咳嗽、流产等症，具有补气生血、健脾胃、活血脉之功效。
【用法用量】每日温热服用1次。

【食物禁忌】 不能过量食用。

药粥解说 山药有补脾养胃、补肾涩精的功效。

秘方来源 民间方。

# 百合板栗糯米粥 ▼

选取原料 百合、板栗各20克●糯米90克●白糖5克●葱少许

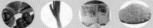

制作方法

①板栗去壳。糯米泡发。葱切花。②锅置火上，加清水，放入糯米，大火煮至米粒绽开。③百合、板栗入锅，中火煮至粥成，加白糖，撒葱花即可。

【性味归经】百合性平，味甘，入心、肺经。

【适用疗效】用于流产、脾胃虚弱等症，有滋补、安神之功效。

【用法用量】每日温热服用1次。

【食物禁忌】不能过量食用。

●药粥解说 百合对病后体弱、神经衰弱等症有很好营养疗效。栗子有补肾强腰、益脾胃、止泻的功效，可治由肾气不足引起的脾胃虚弱等症。

秘方来源 经验方。

# 鸡蛋紫菜粥

 选取原料 大米100克●紫菜10克●鸡蛋1个●盐3克●香油、胡椒、葱花适量

制作方法

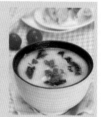

❶大米淘净浸泡。紫菜泡发撕碎。鸡蛋煮熟切碎。❷锅置火上，加水、大米煮至粥成。❸放入紫菜、鸡蛋煮至粥稠，加盐、香油、胡椒粉调匀，撒上葱花即可。

【性味归经】紫菜味甘咸、性寒，入肺经。

【适用疗效】用于流产、贫血等症，有预防流产之功效。

【用法用量】每日温热服用1次。

【食物禁忌】胃肠消化功能不好的人应少量食用。

●药粥解说 鸡蛋能健脑益智、延缓衰老、保护肝脏。紫菜能治疗妇幼贫血、促进骨骼、牙齿的生长和保健。

秘方来源 民间方。

# 红枣鲫鱼粥 ▼

**选取原料** 大米90克●红枣10克●鲫鱼50克●盐、味精、葱、料酒适量

**制作方法**

❶大米淘净，入清水浸泡。鲫鱼切小片，用料酒腌渍。红枣切开。❷锅置火上，加清水、大米煮至五成熟。❸放入鱼肉、红枣煮至粥将成，加盐、味精调匀，撒上葱花便可。

【性味归经】鲫鱼性味甘温，入脾、胃、大肠经。

【适用疗效】用于流产、贫血、水肿等症，有益气健脾、通络下乳之功效。

【用法用量】每日温热服用1次。

【食物禁忌】感冒发热期间不宜多吃。

●药粥解说 红枣和鲫鱼共熬成粥有滋阴补血、益肝肾、明目安神、健脾补气、利尿消肿等功效。

秘方来源 民间方。

>>>> 妊娠呕吐

# 蛋奶菇粥 ▼

 选取原料 鸡蛋1个 ● 牛奶100克 ● 茶树菇10克
● 大米80克 ● 白糖5克 ● 葱适量

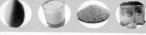制作方法

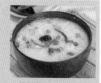

❶大米洗净。茶树菇泡发摘净。❷粥煮至七成熟后放入茶树菇煮至米粒开花，再放入鸡蛋打撒后稍煮，再放入牛奶、白糖调匀，撒葱花即可。

【性味归经】茶树菇味甘、平、性凉；入肝、胃经。

【适用疗效】用于妊娠呕吐等症，有增强食欲之功效。

【用法用量】每日温热服用1次。

【食物禁忌】脾胃寒湿气滞或皮肤瘙痒病患者忌食。

●药粥解说 鸡蛋能健脑益智、延缓衰老、保护肝脏。牛奶可降低胆固醇，防止消化道溃疡。茶树菇有提高免疫力、延缓衰老、降血压血脂、降胆固醇功效。

秘方来源 民间方。

# 生姜黄瓜粥 ▼

 选取原料 鲜嫩黄瓜、生姜各20克●大米90克
●盐3克

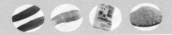

制作方法

① 大米泡发。黄瓜切小块。
生姜切丝。② 煮至米粒开花。放
入黄瓜、姜丝，用小火煮至粥成，
调入盐入味，即可食用。

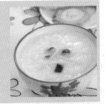

【性味归经】生姜性温，味辛。

【适用疗效】用于妊娠呕吐、糖尿病等症，有温中
止呕、降胆固醇之功效。

【用法用量】每日温热服用1次。

【食物禁忌】不宜与花生、辣椒、芹菜同食。

药粥解说 生姜可用来治疗外感风寒、头痛、痰饮、
咳嗽、胃寒呕吐等症。黄瓜含能促进肠道蠕动，加
速废物排泄，改善人体新陈代谢。

秘方来源 经验方。

# 皮蛋玉米萝卜粥 ▼

⚖ 选取原料 皮蛋1个●玉米、胡萝卜适量●白粥1碗●盐、胡椒粉、葱适量

🍲 制作方法

❶ 白粥倒入锅中,再加少许开水,烧沸。❷ 皮蛋去壳,洗净切丁。将玉米粒、胡萝卜丁洗净,与皮蛋丁一起倒入白粥中煮至各材料均熟。❸ 再调入盐、胡椒粉,撒上葱花即可。

【性味归经】萝卜性味甘辛、平,无毒,入肺、脾经。

【适用疗效】用于妊娠呕吐、肺热、心脏病等,有调中开胃、益肺宁心功效。

【用法用量】每日温热服用1次。

【食物禁忌】服人参及滋补药品期间忌服用。

●药粥解说 此粥能提高免疫力,降血压,可用来治疗咽喉痛、声音嘶哑、便秘等症。

秘方来源 民间方。

>>>> 妊娠水肿

# 玉米须大米粥 ▼

选取原料 玉米须适量●大米100克●盐1克●葱5克

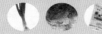 

## 制作方法

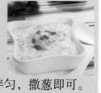

❶大米泡发半小时沥干。玉米须稍浸泡沥干。葱切圈。❷锅置火上，加大米和水煮至米粒开花。❸加玉米须煮至浓稠，加盐拌匀，撒葱即可。

【性味归经】性微温，味甘，归膀胱、肝、胆经。
【适用疗效】有利尿、平肝、健脾养胃之功效。
【用法用量】每日温热服用1次。

【食物禁忌】不能过量食用。

药粥解说 玉米须有补虚、泻热、利水、消肿之功效，可作为水肿、小便不利、糖尿病、高血压等患者的食疗之品。

秘方来源 经验方。

# 黑枣红豆糯米粥 ▼

选取原料 黑枣30克●红豆20克●糯米80克●白糖3克●葱花少许

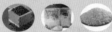

### 制作方法

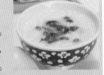

❶糯米、红豆均洗净泡发。黑枣洗净。❷锅中入清水加热，放入糯米与红豆，大火煮至米熟。❸加入黑枣煮至浓稠状，调入白糖撒上葱花即可。

【性味归经】红豆性平、味甘酸，入心、小肠经。

【适用疗效】用于妊娠水肿、贫血等症,有补血、利尿、消肿之功效。

【用法用量】每日温热服用 1 次。

【食物禁忌】不能过量食用。

●药粥解说 黑枣多用于补血调理，对贫血、血小板减少、肝炎、乏力、失眠有一定疗效。红豆有利尿消肿、促心脏活化、清心养神、健脾益肾等功效。

秘方来源 经验方。

# 扁豆玉米红枣粥 ▼

 选取原料 玉米、白扁豆、红枣各15克●大米110克●白糖6克

制作方法

❶玉米、白扁豆洗净。红枣去核洗净。大米泡发洗净。❷锅置火上，注入清水后，放入大米、玉米、白扁豆、红枣，大火煮至米粒绽开。❸再用小火煮至粥成，调入白糖入味即可。

【性味归经】扁豆味甘平、微温。
【适用疗效】有补脾胃、利尿之功效。
【用法用量】每日温热服用1次。

【食物禁忌】不能过量食用。

●药粥解说 扁豆有补脾胃、消暑解毒、除湿止泻等功效，能治疗脾胃虚热、呕吐泄泻、口渴烦躁、妇女白带、糖尿病等症。

秘方来源 经验方。

# 鲤鱼米豆粥

**选取原料** 大米、红豆、薏苡仁、绿豆30克●鲤鱼50克●盐、姜葱、料酒适量

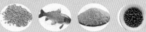

## 制作方法

❶大米、红豆、薏苡仁、绿豆洗净，放入清水中浸泡。鲤鱼洗净切小块，用料酒腌渍去腥。❷锅置火上，注入清水，加大米、红豆、薏米、绿豆煮至五成熟。❸放入鲤鱼、姜丝煮至粥将成，加盐调匀，撒葱花便可。

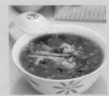

【性味归经】绿豆味甘性寒，入心、胃经。
【适用疗效】有利尿消肿、健脾益肾之功效。
【用法用量】每日温热服用1次。

【食物禁忌】不能过量食用。

●药粥解说 鲤鱼有健脾开胃、利尿消肿的功效。薏苡仁、红豆均有祛湿消肿的功效。

秘方来源 经验方。

# 萝卜姜糖粥 ▼

 选取原料 白萝卜、生姜各20克●大米100克●
红糖7克●葱花少许

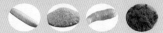

制作方法

❶生姜洗净，切丝。白萝卜
洗净，切块。大米洗净泡发。❷锅
置火上，注水后，放入大米、白萝卜，
用旺火煮至米粒绽开。❸再放入
生姜，改小火煮至粥成，加红糖撒上葱花即可。

【性味归经】白萝卜性味甘辛，入肺、脾经。
【适用疗效】有清热生津、利尿之功效。
【用法用量】每日温热服用1次。

【食物禁忌】不能过量食用。

•药粥解说 白萝卜能清热生津、凉血止血、促进
消化、增强食欲。生姜可治疗外感风寒、头痛痰饮、
咳嗽呕吐等症。

秘方来源 经验方。

>>>> 产后缺乳

# 雪梨红枣糯米粥 ▼

 选取原料 糯米80克●雪梨50克●红枣、葡萄干各10克●白糖5克

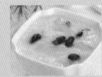

**制作方法**

❶糯米洗净。雪梨洗净后去皮、去核，切小块。红枣、葡萄干洗净备用。❷锅置火上，注入清水，放入糯米、红枣、葡萄煮至七成熟。❸放入雪梨煮至米烂、各材料均熟，加白糖调匀便可。

【性味归经】红枣性味甘温，入脾、胃经。

【适用疗效】用于产后缺乳、贫血等症。

【用法用量】每日温热服用1次。

【食物禁忌】 不能过量食用。

●药粥解说 梨有生津止渴、止咳化痰、清热降火、养血生肌、润肺去燥等功效。

秘方来源 民间方。

# 四豆陈皮粥 ▼

【选取原料】绿豆、红豆、眉豆、毛豆各20克●陈皮适量●大米50克●红糖5克

## 制作方法

❶大米、绿豆、红豆、眉豆均泡发。陈皮切丝。毛豆沥水。

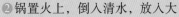

❷锅置火上，倒入清水，放入大米、绿豆、红豆、眉豆、毛豆，以大火煮至开花。

❸加陈皮同煮粥至稠，加红糖拌匀。

【性味归经】红豆性平、味甘酸；入心、小肠经。

【适用疗效】用于水肿、产后缺乳等症，有补血和五脏、理中益气之功效。

【用法用量】每日温热服用1次。

【食物禁忌】对黄豆过敏者不宜多食。

●药粥解说 绿豆能抗菌抑菌、增强食欲、保肝护肾。红豆有补血、利尿、消肿、增强抵抗力等功效。

秘方来源 经验方。

# 西葫芦韭菜粥

**选取原料** 西葫芦、韭菜各15克●枸杞适量●大米100克●盐2克●味精1克

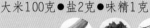

**制作方法**

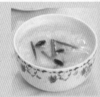

❶韭菜切段。西葫芦去皮切薄片。大米泡发半小时。❷锅置火上，注水后，放入大米、枸杞，用大火煮至米粒绽开。❸放韭菜、西葫芦，改小火煮至粥成，加盐、味精调味即可。

【性味归经】韭菜性温，味辛甘，入肝、脾、胃、肾经。

【适用疗效】补血通乳，利血脉。

【用法用量】每日温热服用1次。

【食物禁忌】阴虚火旺者忌食。

●**药粥解说** 韭菜有温肾助阳、益脾健胃、行气理血的功效，能增强脾胃之气。西葫芦有润肺止咳、消肿散结、提高免疫力的功效。

秘方来源 民间方。

# 香菇猪蹄粥 ▼

 选取原料 大米150克●净猪前蹄120克●香菇20克●姜末、盐、鸡精各适量

## 制作方法

❶大米淘净,浸泡半小时后捞出沥干水分。猪蹄洗净,剁成小块,再下入锅中炖好捞出。香菇洗净,切成薄片。❷大米入锅,加水煮沸,下入猪蹄、香菇、姜末,再中火熬煮至米粒开花。❸粥将熟时调入盐、鸡精。

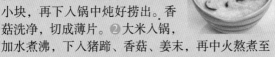

【性味归经】香菇性平,味甘;归肝,胃经。

【适用疗效】延缓衰老、利水通乳。

【用法用量】每日温热服用1次。

【食物禁忌】动脉硬化及高血压患者忌服用。

●药粥解说 香菇有提高机体免疫力、延缓衰老、降血压、降血脂、降胆固醇、防癌、减肥的功效。

秘方来源 经验方。

>>>> 产后恶露不尽

# 芥菜大米粥 ▼

⚠️ 选取原料 芥菜20克●大米90克●盐2克●香油适量

## 制作方法

❶大米洗净泡发1小时。芥菜洗净，切碎。❷锅置火上，注入清水，放入大米，煮至米粒开花。❸放入芥菜，改用小火煮至粥成，调入盐入味，再滴入香油，拌匀即可食用。

【性味归经】芥菜性温，味辛；归肺、肝、肾、胃经。

【适用疗效】补中益气，补虚养血。

【用法用量】每日食用1次。

【食物禁忌】体内热者忌服用。

• 药粥解说 芥菜与补中益气的大米合熬为粥，能补中益气。

秘方来源 经验方。

# 洋葱豆腐粥 ▼

选取原料 大米120克●豆腐50克●青菜、猪肉、洋葱、虾米、盐、味精、香油各适量

## 制作方法

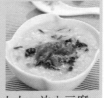

① 豆腐切块。青菜切碎。洋葱切条。猪肉切末。虾米洗净。米泡发。② 锅中注水，入大米大火烧开，改中火，下入猪肉、虾米、洋葱煮至米粒变红。③ 改小火，放入豆腐、青菜熬至粥成，加盐、味精调味，淋上香油搅匀即可。

【性味归经】洋葱性温，味甘辛；归肝、脾、胃、肺经。

【适用疗效】适用于产后恶露不尽等症。

【用法用量】每日食用1次。

【食物禁忌】热病患者慎食。

●药粥解说 洋葱有抗糖尿病、杀菌的作用，可用于治疗妇女产后恶露淋漓等症。

秘方来源 民间方。

# 猪肉莴笋粥 ▼

选取原料 莴笋100克 ● 猪肉120克 ● 大米80克
● 味精、盐、酱油、葱适量

制作方法

❶猪肉洗净，切丝，用盐腌
15分钟。莴笋洗净，去皮，切丁。
大米淘净，泡好。❷锅中放水，
下入大米，旺火煮开，下入猪肉、
莴笋，煮至猪肉变熟。❸再改小火将粥熬化，下入
盐、味精、酱油调味，撒上葱花即可。

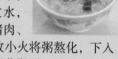

【性味归经】猪肉性平，味甘；归脾、胃、肾经。
【适用疗效】用于产后恶露不尽等症。
【用法用量】每日食用1次。

【食物禁忌】需温热食用。

•药粥解说 莴笋与猪肉合熬煮粥，能补虚养血、
滋阴润燥，可治疗产后恶露不净等症。

秘方来源 经验方。

>>>> 子宫脱垂

# 红枣红米补血粥 ▼

⚖ 选取原料 红米80克●红枣、枸杞子各适量●红糖10克

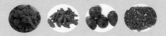

## 制作方法

❶红米洗净泡发。红枣洗净，去核，切成小块。枸杞子洗净，用温水浸泡至回软备用。❷锅置火上，倒入清水，放入红米煮开。❸加入红枣、枸杞子、红糖同煮至浓稠状即可。

【性味归经】红枣性温，味甘；归脾、胃经。
【适用疗效】适用于子宫脱垂等症。益气补虚。
【用法用量】需温热食用。每日食用1次。

●药粥解说 红枣有健脾胃、补气养血、安神的功效。红米有活血化瘀、健脾消食的功效。红枣、红米、枸杞子合熬为粥，能益气补虚，适用于子宫下垂等症。

秘方来源 民间方。

# 飘香鳝鱼粥 ▼

选取原料 鳝鱼50克●大米100克●盐、味精、料酒、香菜叶、枸杞子、胡椒粉

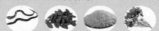

制作方法

❶大米洗净，清水浸泡。鳝鱼洗净切小段。❷鳝鱼段入油锅，加料酒、盐炒熟。❸锅置火上，放入大米，加适量清水煮至五成熟。放入鳝鱼段、枸杞子煮至粥将成，加入调料，撒上香菜叶即可。

【性味归经】鳝鱼性味甘平，入肝、脾、肾三经。
【适用疗效】适用于子宫脱垂等症。补中益血。
【用法用量】温热食用，每日食用1次。

●药粥解说 鳝鱼有温补强壮、补中益血、温阳健脾的功效；枸杞子有抗衰老、抗动脉硬化的功效。二者与大米合熬粥，有补中益血、滋补肝肾的功效。

秘方来源 经验方。

# 鳝鱼红枣粥 ▼

**选取原料** 鳝鱼50克●红枣10克●大米100克●盐、鸡精、料酒、姜、胡椒粉

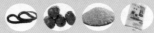

**制作方法**

❶大米淘净，清水浸泡。鳝鱼洗净切段，用料酒腌渍。❷锅置火上，加清水、大米、鳝鱼段、姜末煮至五成熟。❸入红枣煮至粥将成，加盐、鸡精、胡椒粉调匀即可。

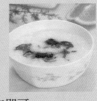

【性味归经】红枣性味甘温，入脾、胃经。

【适用疗效】适用于子宫脱垂等症。补中益血。

【用法用量】每日食用1次。

【食物禁忌】死鳝鱼不宜食用。

•药粥解说 红枣有健脾胃、补气养血、安神、缓和药性的功效。鳝鱼有温补强壮、补中益血、温阳健脾、滋补肝肾的功效。适用于子宫下垂等症。

秘方来源 民间方。

>>>> 不孕症

# 蛋黄山药粥 ▼

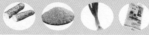

**选取原料** 大米80克●山药20克●熟鸡蛋黄2个
●盐3克●香油、葱花少许

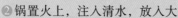

**制作方法**

❶大米淘洗干净，放入清水中浸泡。山药洗净，碾成粉末。
❷锅置火上，注入清水，放入大米煮至八成熟。❸放入山药粉煮至米粒开花，再放入研碎的鸡蛋黄，加盐、香油调匀，撒上葱花即可。

---

【性味归经】山药性味甘平；归脾、肺、肾经。
【适用疗效】适用于不孕等症。补肾阳、暖脾胃。
【用法用量】每日1次。

---

【食物禁忌】胆固醇高者忌食用。

**药粥解说** 山药有生津益肺、补肾涩精、补脾养胃的功效。此粥可适用于肾气不足、不孕等症。

---

**秘方来源** 民间方。

# 鸡蛋鱼粥 ▼

**选取原料** 大米100克●鸡蛋3个●鱼50克●高汤500克●盐、料酒、枸杞、葱

**制作方法**

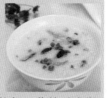

❶大米淘洗干净，注入高汤煮至粥成。❷小鱼洗净，略腌渍后放入锅中，加适量清水煮熟，放入粥中。❸鸡蛋磕入碗中，加适量清水、盐调匀，加枸杞，蒸熟后盛粥于上，撒葱花便可。

【性味归经】鸡蛋性平，味甘；归胃，大肠经。
【适用疗效】适用于不孕等症。益精血、补肾阳。
【用法用量】温热服用，每日1次。

**药粥解说** 鱼有滋补健胃、利水消肿、清热解毒的功效。将鸡蛋、鱼、大米合熬为粥，能起到增强机体免疫力、补肾阳的作用。

**秘方来源** 经验方。

# ❦杏仁花生粥 ▼

 选取原料 大米70克●花生米、南杏仁各30克 ●白糖4克●葱花少许

### 🍲 制作方法

❶大米洗净。花生米、南杏仁均洗净。❷锅置火上，倒入适量清水，放入大米、花生米、南杏仁以大火煮开。❸再转小火煮至粥呈浓稠状，调入白糖拌匀撒上葱花即可。

【性味归经】杏仁性微温，味苦；归肺、大肠经。
【适用疗效】暖脾胃，散寒止痛。
【用法用量】每日1次。

【食物禁忌】高血脂、腹泻者忌食用。

•药粥解说 花生有健脾和胃、润肺化痰、清喉补气、理气化痰、通乳、利肾去水、降压止血之功效。此粥有健脾和胃的功效，适用于不孕等症。

秘方来源 民间方。

# 绿豆糯米粥 ▼

选取原料 绿豆20克●樱桃适量●糯米90克●白糖10克●葱少许

制作方法

❶糯米、绿豆泡发洗净。樱桃洗净。葱洗净，切花。❷锅置火上，注入清水，放入糯米、绿豆用大火煮至熟烂。❸用小火放入樱桃煮至粥成，加入白糖调味，撒上葱花即可。

【性味归经】绿豆性味甘寒，入心、胃经。

【适用疗效】适用于不孕等症。补肾阳、益精血。

【用法用量】每日1次。

【食物禁忌】发热、哮喘、咳嗽勿多食用。

●药粥解说 樱桃有调中益脾、调气活血、平肝祛热的功效。绿豆有抗炎抑菌、增强食欲、保肝护肾的功效。

秘方来源 经验方。

# 红枣柠檬粥 ▼

**选取原料** 鲜柠檬10克●桂圆、红枣各20克●大米100克●冰糖、葱花适量

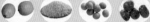

## 制作方法

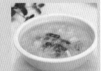

❶大米洗净。鲜柠檬洗净切小丁。桂圆肉、红枣洗净。❷锅置火上，放入大米，加适量清水煮至八成熟。❸放入鲜柠檬、桂圆肉、红枣煮至粥将成。放入冰糖熬融后调匀，撒上葱花便可。

【性味归经】红枣性味甘温，入脾、胃经。

【适用疗效】健脾消食、安胎助孕。

【用法用量】每日1次。

【食物禁忌】 胃病患者不宜食用。

●药粥解说 红枣有健脾和胃、保护肝脏、养血安神、益气补血、滋补身体的功效。柠檬有健脾消食、增加食欲的功效。此粥，可辅助治疗不孕等症。

秘方来源 民间方。

>>>> 更年期综合征

## 甘麦大枣粥 ▼

 选取原料 甘草15克●小麦50克●大枣10枚

制作方法

❶将甘草入锅熬煮，过滤去渣后取汁，备用。❷将药汁与小麦、大枣一起放入锅中煮粥，调味即可。

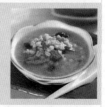

【性味归经】甘草性平，味甘；归心、肺、脾、胃经。
【适用疗效】适用于更年期综合征。
【用法用量】每日2次，空腹温热服用。

【食物禁忌】 湿盛脘腹胀满及痰热咳嗽者忌服。

●药粥解说 甘草有清热解毒、补脾益气、缓急止痛的功效；小麦有养心、益肾、和血、健脾的功效；大枣有养血安神、缓肝急、治心虚的功效。此粥适用于妇女脏躁症。

秘方来源《金匮要略》。

# 洋葱青菜肉丝粥 ▼

**选取原料** 洋葱50克●青菜30克●猪瘦肉100克
●大米80克●盐3克●鸡精1克

**制作方法**

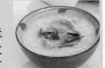

❶青菜洗净，切碎。洋葱洗净，切丝。猪肉洗净，切丝。大米淘净，泡好。❷锅中注水，下入大米煮开，改中火，下入猪肉、洋葱，煮至猪肉变熟。❸改小火，下入青菜，将粥熬化，调入盐、鸡精调味即可。

【性味归经】洋葱性温，味甘辛；归肝、脾、胃、肺经。
【适用疗效】适用于更年期综合征。养心安神。
【用法用量】每日1次。

【食物禁忌】皮肤瘙痒性患者忌食。

•药粥解说 洋葱有降血脂、杀菌、防治动脉硬化的功效。青菜有降低血脂，润肠通便等功效。

秘方来源 民间方。

# 山楂猪骨大米粥 ▼

 选取原料 干山楂50克●猪骨500克●大米80克
●盐、味精、料酒、醋、葱各适量

制作方法

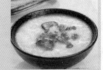

❶干山楂用温水泡发，洗净。猪骨洗净，斩件，入沸水汆烫，捞出。大米淘净，泡好。❷猪骨入锅，加清水、料酒，旺火烧开，滴入醋，下入大米至米粒开花，转中火熬煮。❸转小火，放入山楂，熬煮成粥，加入盐、味精调味，撒上葱花即可。

【性味归经】山楂性温，味甘酸；归脾、胃、肺、肝经。
【适用疗效】适用于更年期综合征。
【用法用量】每日1次。

【食物禁忌】 脾胃虚弱者忌服用。

●药粥解说 山楂有健脾和胃、保护心肌的作用。此粥有健脾和胃、养心安神的功效。

秘方来源 民间方。

207

# 河虾鸭肉粥 ▼

 选取原料 鸭肉200克●河虾70克●大米80克●料酒、生抽、姜、盐、葱各适量

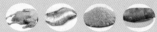

🍲 制作方法

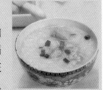

❶鸭肉切块，用料酒、生抽腌渍，入锅煲好。河虾入锅稍煸捞出。大米淘净泡好。❷锅中注水，下入大米大火煮沸，入姜丝、河虾，转中火熬煮至米粒开花。❸鸭肉连汁入锅，改小火煲熟，加盐调味，撒葱花即可。

【性味归经】鸭肉性味甘平；入脾、胃、肺、肾经。
【适用疗效】适用于更年期综合征。养心安神。
【用法用量】每日温热食用1次。

【食物禁忌】大便泄泻患者忌食用。

●药粥解说 鸭肉有滋脏清虚、补血行水、止咳息惊等功效。河虾有养血固精、益气滋阳的功效。

秘方来源 民间方。

# 韭菜猪骨粥 ▼

**选取原料** 猪骨500克●韭菜50克●大米80克● 醋、料酒、盐、味精、姜、葱各适量

**制作方法**

① 猪骨斩件，入沸水氽烫。韭菜切段。大米淘净泡半小时。② 猪骨入锅，加清水、料酒、姜末，旺火烧开，滴入醋，下入大米煮至米粒开花。③ 转小火，放入韭菜熬煮成粥，调入盐、味精调味，撒上葱花即可。

【性味归经】韭菜味辛、甘；入肝、肾经。
【适用疗效】适用于更年期综合征。补肾助阳，养心安神。
【用法用量】每日1次。

●**药粥解说** 韭菜有温肾助阳、益脾健胃、行气理血的功效。与猪骨、大米合熬粥，能补肾助阳、益脾健胃。

**秘方来源** 经验方。

>>>> 乳腺炎

# 豆腐杏仁花生粥 ▼

**选取原料** 豆腐、南杏仁、花生仁各20克●大米110克●盐2克●味精1克●葱花少许

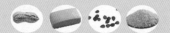

**制作方法**

① 豆腐切小块。大米洗净。

② 粥煮熟后放入南杏仁、豆腐、花生仁，改用小火煮至粥浓稠时，调入盐、味精、葱花即可。

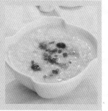

【性味归经】杏仁性微温，味苦；归肺、大肠经。

【适用疗效】适用于乳腺炎。消肿散结，清热解毒。

【用法用量】温热食用，每日食用1次。

●药粥解说 豆腐能补益清热、常食可补脾益胃、清热润燥、利小便、解热毒的功效。长食用此粥，有清热解毒的功效，可治疗乳腺炎。

秘方来源 民间方。

# 青菜罗汉果粥 ▼

 选取原料 大米100克●猪肉50克●罗汉果1个
●青菜20克●盐3克●鸡精1克

## 制作方法

❶猪肉切丝。青菜切碎。大米淘净。罗汉果打碎煎汁。❷锅中加清水、大米，旺火煮开，改中火，下入猪肉煮至肉熟。❸倒入罗汉果汁，改小火，放入青菜，熬至粥成，下入盐、鸡精调味即可。

【性味归经】罗汉果性凉、味甘；入肺、脾经。
【适用疗效】适用于乳腺炎。利水消肿、清热解毒。
【用法用量】每日温热服用1次。

【食物禁忌】不宜过量食用。

●药粥解说 罗汉果有清热解毒、清肺利咽、散寒燥湿、化痰止咳、健脾消食、润肠通便、利水消肿的功效。此粥有利水消肿、清热解毒的功效。

秘方来源 经验方。

# 扁豆山药糯米粥 ▼

**选取原料** 扁豆20克●鲜山药35克●糯米90克●
红糖10克

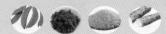

**制作方法**

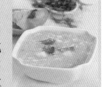

❶山药去皮洗净，切块。扁豆撕去头、尾老筋，洗净，切成小段。糯米洗净，泡发。❷锅内注入适量清水，放入糯米，用大火煮至米粒绽开时，放入山药、扁豆。❸用小火煮至粥成闻见香味时，放入红糖调味即食用。

【性味归经】山药性平，味甘；归肺、脾、肾经。

【适用疗效】适用于乳腺炎，可清热解毒。

【用法用量】每日温热服用1次。

• **药粥解说** 山药有健脾除湿、固肾益精的功效。扁豆有消暑清热、解毒消肿、健脾化湿的功效。长期食用此粥，有清热解毒的功效。

**秘方来源** 民间方。

# 猪肚马蹄粥 ▼

选取原料 猪肚35克●马蹄50克●大米80克●葱、姜、盐、味精、料酒适量

制作方法

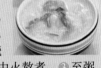

❶马蹄去皮洗净。大米淘净。猪肚洗净，切条，用盐、料酒腌制。❷锅中注水，放入大米，大火烧开，下入猪肚、马蹄、姜片，转中火熬煮。❸至粥变浓稠，加盐、味精调味，撒上葱段即可。

【性味归经】猪肚性微温，味甘；归脾、胃经。

【适用疗效】适用于乳腺炎。补气健脾、清热解毒。

【用法用量】温热服用。

【食物禁忌】不宜过量食用。

•药粥解说 猪肚有健脾和胃、补虚等作用。马蹄有清热化痰、生津开胃、明目清音、清食消酒的功效。此粥有补气健脾、清热解毒的功效。

秘方来源 经验方。

# 猪腰香菇粥 ▼

 **选取原料** 大米80克●猪腰100克●香菇50克● 盐3克●鸡精1克●葱花少许

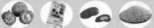

## 制作方法

❶ 香菇对切。猪腰去腰臊切花刀。大米淘净浸泡半小时。❷ 锅中注水，入大米以旺火煮沸，再入香菇熬煮至将成。❸ 下入猪腰，待猪腰变熟，调入盐、鸡精搅匀，撒上葱花即可。

【性味归经】猪腰性平，味咸；归肾经。

【适用疗效】适用于乳腺炎。健脾胃、清热解毒。

【用法用量】每日温热服用1次。

【食物禁忌】血脂胆固醇高者忌服用。

•药粥解说 猪腰有理肾气、舒肝脏、通膀胱等效用。香菇有补肝肾、健脾胃、益智安神、美容养颜之功效。此粥有健脾胃、清热解毒的功效。

秘方来源 民间方。

第五章

男性常见病调养药粥

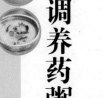

>>>> 遗精

## 牛筋三蔬粥 ▼

⚠ 选取原料 水发牛蹄筋、糯米各100克●胡萝卜、玉米粒、豌豆各20克●盐、味精各适量

制作方法

❶胡萝卜洗净，切丁；糯米洗净；玉米粒、豌豆洗净；牛蹄筋洗净炖好切条。❷糯米放入锅中，加适量清水，以旺火烧沸，下入牛蹄筋、玉米、豌豆、胡萝卜，转中火熬煮；改小火，熬煮至粥稠且冒气泡，调入盐、味精即可。

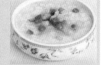

【性味归经】胡萝卜性平，味甘；入肝、肺、脾、胃经。
【适用疗效】补肾固摄，缩尿止遗。
【用法用量】每日温热服用1次。

●药粥解说 牛蹄筋、豌豆、胡萝卜共熬成粥能强筋壮骨、补肾止遗。

秘方来源 民间方。

216

# 猪腰枸杞粥

 选取原料 猪腰80克●枸杞子10克●白茅根15克●大米120克●葱花少许

制作方法

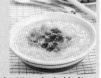

❶猪腰洗净去腰臊，切花刀；白茅根洗净切段；枸杞洗净；大米泡好洗净。❷大米放入锅中，加水，旺火煮沸，下入白茅根、枸杞子，中火熬煮。❸将熟时放入猪腰，待猪腰变熟，调味撒上葱花。

【性味归经】猪腰性平，味咸；归肾经。
【适用疗效】保肝护肾，固肾涩精。
【用法用量】早、晚餐食用。

【食物禁忌】高胆固醇者忌食。

●药粥解说 猪腰有补肾、强腰、益气的功效，可治疗肾虚所致的腰酸痛，肾虚遗精等症；枸杞子能治疗虚劳津亏、腰膝酸痛等症。此粥能固精止遗。

秘方来源 民间方。

# 鸭肉菇杞粥 ▼

 选用原料 鸭肉80克●冬菇30克●枸杞子10克●大米120克●料酒、盐、生抽、味精、葱花少许

## 制作方法

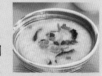

❶大米淘净；冬菇洗净切片；枸杞子洗净；鸭肉洗净切块，用料酒、生抽腌制。❷油锅烧热，放入鸭肉过油盛出；锅加清水，放入大米旺火煮沸，下入冬菇、枸杞子，转中火熬煮至米粒开花。❸下入鸭肉，将粥熬煮至浓稠，调入盐、味精，撒上葱花。

【性味归经】鸭肉性平，味咸；入肺、胃、肾经。

【适用疗效】滋补肝肾。

【用法用量】每日温热服用1次。

【食物禁忌】感冒患者不宜食用。

◆药粥解说 鸭肉有滋补、养胃、补肾、除痨热骨蒸的功效。此粥能滋补肝肾、涩精止遗。

秘方来源 民间方。

# 枸杞鸽粥 ▼

 选取原料 枸杞子50克●黄芪30克●乳鸽1只●大米80克●料酒、生抽、盐、鸡精、胡椒粉、葱花少许

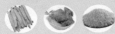

制作方法

❶枸杞子、黄芪洗净；大米淘净；鸽子洗净斩块，用料酒、生抽腌制，炖好。❷大米放入锅中，加适量清水，旺火煮沸，下入枸杞子、黄芪；中火熬煮至米开花。❸下入鸽肉熬煮成粥，调入盐、鸡精、胡椒粉，撒葱花。

【性味归经】枸杞子性平，味甘；入肝、肾、肺经。

【适用疗效】补益脾肾、固精止遗。

【用法用量】早、晚餐食用。

【食物禁忌】脾虚泄泻者忌食。

●药粥解说 枸杞子、黄芪与鸽肉合熬为粥，能补益肝肾、涩精止遗。

秘方来源 民间方。

# 猪肚槟榔粥

 选取原料 白术10克●槟榔10克●猪肚80克●
大米120克●盐、葱花少许

**制作方法**

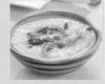

❶大米淘净，浸泡半小时至
发透；猪肚洗净切条；白术、槟
榔洗净。❷锅中注水，放入大米，
旺火烧沸，下入猪肚、白术、槟
榔，转中火熬煮。❸待粥将成时，调入盐，撒上葱花。

【性味归经】猪肚性微温，味甘；入脾、胃经。

【适用疗效】补肾助阳，温肾补虚。

【用法用量】每日温热服用1次。

**药粥解说** 猪肚有补虚损、健脾胃的功效。白术
有健脾益气、燥湿利水功效。槟榔有杀虫、破积、
下气、行水的功效。其合熬为粥，具有补脾益气的
功效。

**秘方来源** 民间方。

>>>> 早泄

# 苁蓉羊肉粥 ▼

 选取原料 肉苁蓉30克●羊肉200克●粳米、葱花、生姜、食盐各适量

制作方法

❶煎煮肉苁蓉，取汁去渣。
❷粳米、羊肉同药汁共煮。❸粥将熟时加入盐、生姜、葱花。

【性味归经】肉苁蓉性温，味甘酸咸；入肾、大肠、脾、肝、膀胱经。
【适用疗效】补肾助阳，温肾补虚，壮阳暖脾。
【用法用量】每日早晚温热服用，5～7天为一疗程。

【食物禁忌】 夏季不宜服用。

●药粥解说 肉苁蓉能补肾壮阳、填精益髓、润肠通便、延缓衰老。其与甘温能益气补虚、温中暖下的羊肉合煮为粥，能增强补肾益精的功效。

秘方来源《药性论》。

# 苁蓉虾米粥 ▼

【选取原料】肉苁蓉、虫草、虾米20克●大米100克●盐、葱姜、胡椒粉

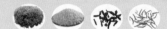

【制作方法】

❶大米洗净浸泡。虾米洗净。肉苁蓉、虫草入纱布袋扎紧。❷将纱布袋入开水锅煎煮熬汁。❸锅置火上，加清水、药汁、大米熬煮，再放入虾米、姜丝煮至粥成，加盐、胡椒粉调匀，撒葱花便成。

【性味归经】肉苁蓉味甘咸；入肾、大肠经。
【适用疗效】益气补肾、养心安神。
【用法用量】每日早晚温热食用。

【食物禁忌】夏季不宜食用。

•药粥解说 虾米有壮阳、补肾、益精的功效。肉苁蓉、虫草、虾米、大米合熬为粥，有益气补肾、养心安神的功效。

秘方来源 经验方。

>>>> 慢性前列腺炎

# 毛豆香菇山药粥 ▼

【选取原料】 毛豆、香菇各适量●山药30克●白米100克●白糖9克

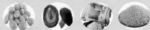

【制作方法】

❶ 山药去皮洗净，切块；白米洗净；毛豆洗净；香菇洗净，切条。❷ 锅内注水，放入白米，用大火煮至米粒开花，放入山药、毛豆、香菇。❸ 改用小火煮至粥成闻见香味时，放入白糖调味，即可食用。

【性味归经】毛豆味甘、性平，入脾、大肠经。
【适用疗效】祛瘀毒、清湿热。
【用法用量】每日温热服用1次。

●药粥解说 毛豆有健脾宽中、润燥消水、清热解毒、益气的功效。山药具有健脾、补肺、固肾、益精等多种功效。此粥祛瘀毒、清湿热。

秘方来源 民间方。

# 白花蛇舌草粥 ▼

 **选取原料** 白花蛇舌草80克 ● 薏苡仁50克 ● 菱粉40克

**制作方法**

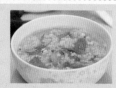

❶ 煎白花蛇舌草，去渣取汁。❷ 加薏苡仁煮至其裂开。❸ 加菱粉煮熟。

【性味归经】白花蛇舌草性寒，味甘淡；归胃、大肠、小肠经。

【适用疗效】清热解毒，健脾利水。

【用法用量】每日2次温热服用。

【食物禁忌】脾胃虚寒及阴疽者忌服。

● 药粥解说 白花蛇舌草能清热解毒、利水通淋；薏苡仁能健脾渗湿、调和药性。三味药共用有利水通淋、防癌抗癌的功效，适用于前列腺癌的防治。

秘方来源 经验方。

>>>> 阳痿

# 细辛枸杞粥 ▼

 选取原料 细辛15克●枸杞子10克●大米50克
●盐、葱适量

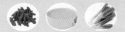

制作方法

❶大米洗净；细辛洗净；葱
洗净切成葱花。❷锅置火上，倒
入清水，放入大米，煮至米粒开
花，再加入枸杞子和细辛，转小
火熬煮。❸待粥煮至浓稠状，调入盐拌匀，撒上葱花。

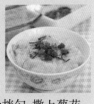

【性味归经】枸杞子性平味甘；入肝、肾、肺经。
【适用疗效】滋肾阳，补肾气。
【用法用量】每日温热服用1次。

药粥解说 细辛有解热、利尿、祛痰、镇痛的功效。
枸杞子能治疗虚劳津亏、腰膝酸痛、眩晕耳鸣、内
热消渴、血虚萎黄、目昏不明等症。

秘方来源 民间方。

# 猪脑粥 ▼

 选取原料 猪脑1个●大米100克●葱花、姜末、料酒、盐、味精各适量

制作方法

❶大米淘净；猪脑用清水浸泡，洗净。将猪脑装入碗中，加入姜末、料酒，入锅中蒸熟。❷锅中注水，下入大米，倒入蒸猪脑的原汤，熬至粥将成时，下入猪脑，再煮5分钟，调入盐、味精，撒上葱花。

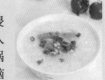

【性味归经】猪脑性寒，味甘；归心、脑、肝、肾经。
【适用疗效】壮阳、补精血、益肝肾、暖腰膝。
【用法用量】每日服用1次，温热服用。

药粥解说 猪脑含有丰富的矿物质，能补益虚劳、补骨髓。猪脑与大米合熬为粥，能益肝肾、补精血。适宜阳痿患者食用。

秘方来源 民间方。

# 龙凤海鲜粥 ▼

 选取原料 蟹2只●虾50克●乳鸽1只●蚝仔1只
●大米50克●冬菜●姜丝●香菜适量

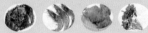

制作方法

❶蟹宰杀收拾干净、斩块，虾去头尾、脚，洗净开边，乳鸽宰杀洗净斩块，蚝仔洗净，米淘洗干净备用。❷砂锅中注水烧开，放入米煲成粥，加入蟹、乳鸽煮开，煲8分钟。❸放入冬菜、姜丝、虾、蚝仔，加入调味料煮匀。

【性味归经】鸽子性温，味甘；入肺、肾经。

【适用疗效】壮阳、补精血。

【用法用量】每日温热服用1次。

药粥解说 蟹有补骨添髓、养筋接骨、滋肝阴的功效；乳鸽有滋补肝肾、补气血的功效；香菜有壮阳助兴功效。此粥有补气血、益精血的功效。

秘方来源 民间方。

# 神仙粥 ▼

⚖ 选取原料 山药、芡实、韭菜各30克 ● 粳米50克

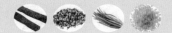

🍲 制作方法

❶山药、芡实捣碎。❷韭菜切成细末。❸三味与粳米同煮为粥。

【性味归经】山药性平，味甘；归脾、肺、肾经。

【适用疗效】益气强志，壮阳补虚。

【用法用量】空腹食用。

【食物禁忌】 肝火旺者不宜服用。

● 药粥解说 山药有健脾补虚、祛病健身的功效；芡实有补脾止泻的功效；韭菜有益肝、散滞导瘀的功效；其合熬为粥，能壮阳补肾，可治疗老年人腰膝冷痛、阳虚肾冷和泄泻等症。

秘方来源《敦煌卷子》。

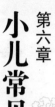

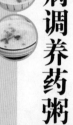

第六章

小儿常见病调养药粥

>>>> 小儿腹泻

# 茯苓大枣粥 ▼

⚖ 选取原料 茯苓20克●粳米50克●大枣10克●葱花适量。

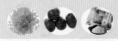

🍲 制作方法

① 大枣去核，同粳米煮粥。

② 粥将熟时加入茯苓、葱花即可。

【性味归经】茯苓性平，味甘；归心、肺、脾经。

【适用疗效】健脾益气，利水渗湿。

【用法用量】温热服用，每日2～3次。

【食物禁忌】腹胀及小便多者忌服用。

● 药粥解说 茯苓有渗湿利水、健脾和胃、宁心安神的功效，可用来治疗小便不利、水肿胀满、呕逆、恶阻、泄泻、遗精、淋浊、惊悸、健忘等症。大枣有温中健脾和益脾的功效。二味合一，使此粥具有利水渗湿、健脾补中的功效。

秘方来源 民间方。

# 粳米粥 ▼

 选取原料 粳米100克●红枣、橘饼各10克●白糖适量

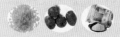

制作方法

❶粳米洗干净，煮粥。❷红枣与橘饼切块。❸粥将熟时加入红枣块、橘饼块、白糖。

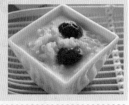

【性味归经】橘饼性温，味甘辛；归肺、胃、脾经。

【适用疗效】健脾养胃，益肾滋阴，清热解毒。

【用法用量】温热服用。

【食物禁忌】老弱妇幼皆可服用。

●药粥解说 橘饼有消痰化食、下气宽中功效。此粥适合腹泻小儿食用，可调理脾胃。

秘方来源《饮食辨录》。

## >>>> 小儿遗尿

### 桂圆腰豆粥 ▼

 选取原料 糯米、麦仁、腰豆、红豆、花生、绿豆、桂圆、莲子、白糖各适量

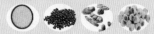

制作方法

❶ 麦仁、腰豆、红豆、花生、绿豆、桂圆、莲子均泡发洗净；糯米洗净。❷ 锅置火上放入糯米、麦仁、腰豆、红豆、花生、绿豆、桂圆、莲子、水煮至开花。❸ 改用小火煮至粥浓时放入白糖调味即可。

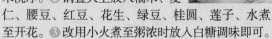

【性味归经】红豆性平，味甘酸；入心、小肠经。
【适用疗效】用于小儿遗尿等症。
【用法用量】每日温热服用 1 次。

【食物禁忌】 豆子煮熟才可食用。

• 药粥解说 麦仁能养心、益肾。腰豆能降糖消渴；红豆能清心养神、健脾益肾；绿豆能保护肾。

秘方来源 民间方。

# 白果羊肾粥▼

⚖ 选取原料 白果3克●羊肾1个●羊肉50克●粳米200克●葱花5克●枸杞2克

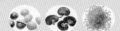

## 制作方法

❶羊肾洗净,去白脂膜,将其切成细丁。❷羊肾丁与羊肉、白果、葱花、枸杞、粳米共煮粥。

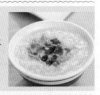

【性味归经】羊肾性温,味甘;归肾经。

【适用疗效】补肾止遗。

【用法用量】每日2次,温热服用。

【食物禁忌】阴虚火旺者忌服。

• 药粥解说 羊肾有补肾气、益精髓的功效,可治疗尿频等症。白果有敛肺气、抑制细菌的功效。此粥有补肾益智止遗的功效,适用于小儿遗尿等症。

秘方来源《饮膳正要》。

>>>> 小儿厌食症

## 橘皮粥 ▼

选取原料 橘皮末15克●粳米50克●葱花适量

制作方法

❶ 粳米加水煮粥。❷ 粥熟时放入橘皮末、葱花即可。

【性味归经】橘皮性温，味苦；归肺脾经。
【适用疗效】健脾益气，利水渗湿。
【用法用量】每日早晚服用。

【食物禁忌】 干咳无痰的患者不宜服用。

●药粥解说 橘皮又称陈皮，是芸香科植物橘类的果皮，其有理气健脾、燥湿化痰的功效，能治疗由脾胃气滞所致的厌食，其与粳米煮粥，有顺气健胃、化痰止咳的功效，对治疗脾胃气滞、脘腹胀满、消化不良、食欲缺乏、恶心呕吐、胸膈满闷等症有良好的医疗作用。

秘方来源《饮食辨录》。

# 毛豆糙米粥 ▼

**选取原料** 毛豆仁30克●糙米80克●盐2克

**制作方法**

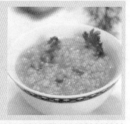

❶糙米泡发洗净；毛豆仁洗净。❷锅置火上，倒入清水，放入糙米、毛豆煮开。❸待煮至浓稠状时，调入盐拌匀即可。

【性味归经】毛豆性平，味甘，入脾、大肠经。

【适用疗效】用于消化不良等症。

【用法用量】每日温热服用1次。

【食物禁忌】对毛豆过敏者不宜多食。

●**药粥解说** 毛豆有健脾宽中、润燥消水、清热解毒、益气的功效。糙米中含有大量纤维素，有减肥、降低胆固醇、通便等功能，有改善肠胃机能、净化血液、预防便秘、减肥、及排毒等作用。

**秘方来源** 经验方。

# 鲜藕雪梨粥 ▼

 选取原料 莲藕、红枣、雪梨各20克●大米80克●蜂蜜适量

制作方法

❶雪梨去皮洗净，切片；红枣去核洗净；莲藕洗净切片；大米洗净备用。❷锅置火上，放入水，大米煮至米粒绽开，放入雪梨、红枣、莲藕。❸用小火煮至粥成，调入蜂蜜即可。

【性味归经】莲藕性凉，味甘。

【适用疗效】有健脾开胃、利尿功效。

【用法用量】每日温热服用1次。

【食物禁忌】不能过量食用。

●药粥解说 雪梨能促进食欲，帮助消化，煮熟的雪梨有助于肾脏排泄尿酸和预防痛风、风湿性关节炎。此粥亦适用于小儿厌食症。

秘方来源 经验方。

# 香菜大米粥 ▼

选取原料 鲜香菜少许●大米90克●红糖5克

### 制作方法

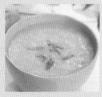

❶大米泡发洗净；香菜洗净，切成细末。❷锅置火上，注入清水，放入大米用大火煮至米粒绽开。❸放入香菜，改用小火煮至粥浓稠后，加入红糖调味，即可食用。

【性味归经】香菜性温，味辛。

【适用疗效】用于消化不良、小儿厌食等症，有健脾开胃、止渴、止泻之功效。

【用法用量】每日温热服用1次。

【食物禁忌】 不能过量食用。

●药粥解说 香菜，其气味芳香，有健脾开胃的功效。粳米有补中益气、健脾养胃、和五脏的功效。香菜与粳米煮粥，有开胃的功效。

秘方来源 民间方。

# 菠萝麦仁粥 ▼

**选取原料** 菠萝30克●麦仁80克●白糖12克●葱少许

**制作方法**

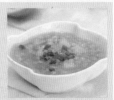

① 菠萝去皮洗净切块，浸泡在淡盐水中；麦仁洗净；葱切花。② 锅置火上，入清水，放入麦仁煮至熟，放入菠萝同煮。③ 改用小火煮至浓稠，调入白糖，撒上葱花即可。

【性味归经】菠萝味甘、微酸，性微寒。

【适用疗效】用于消化不良、小便不利等症，有生津止渴、健脾之功效。

【用法用量】每日温热服用1次。

【食物禁忌】不能过量食用。

●药粥解说 菠萝可用于消化不良、小便不利、头昏眼花等症。麦仁有养心、益肾、健脾的功效。

秘方来源《圣济总录》。

>>>> 积滞疳积

# 银耳山楂大米粥 ▼

选取原料 银耳15克●山楂片、油菜碎少许●
大米100克●冰糖5克。

制作方法

❶大米洗净；银耳泡发后洗
净，撕小块。❷粥煮至七成熟。
❸放入银耳、山楂煮至米粒开花，
加油菜碎、冰糖熬融后调匀便可。

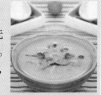

【性味归经】山楂性温，味甘酸；归脾、胃、肺、肝经。
【适用疗效】宽中下气，消积导滞。
【用法用量】每日2次。

【食物禁忌】空腹、脾胃虚弱者慎服。

药粥解说 山楂有丰富的营养，适于生食，有开
胃消食的功效。银耳有滋阴润燥、益气养胃、增强
抵抗力、护肝的功效。

秘方来源 经验方。

# 茶叶消食粥 ▼

 选取原料 茶叶、葱花适量●大米100克

## 制作方法

❶大米泡发洗净，加米煮好，取汁待用。❷锅置火上，倒入茶叶汁，放入大米，以大火煮开。❸小火煮至浓稠，调入盐，撒上葱花即可。

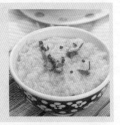

【性味归经】茶叶性甘，味苦；归心、肺、胃经。
【适用疗效】化痰消食，利尿消肿，益气提神。
【用法用量】温热服用，每日2次。

【食物禁忌】不能与药物同服。

●药粥解说 茶叶中富含叶绿素、儿茶素、咖啡因等成分，能开胃消食；粳米能促进血液循环。茶叶、大米合煮为粥，能消积食而不伤胃，特别适合儿童食用。

秘方来源 经验方。

# 鳜鱼糯米粥 ▼

 选取原料 糯米80克●净鳜鱼50克●猪五花肉20克●盐、枸杞子、葱花各适量

制作方法

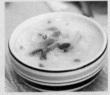

❶糯米洗净；鳜鱼用料酒腌渍以去腥；五花肉洗净后切小块，蒸熟备用。❷锅置火上，注入清水，放入糯米煮至五成熟。❸放入鳜鱼、猪五花肉、枸杞子煮至米粒开花，加盐调匀，撒葱花。

【性味归经】鳜鱼性平，味甘；归脾经。
【适用疗效】消积导滞。
【用法用量】每日温热服用1次。

●药粥解说 鳜鱼能补虚劳、益胃固脾，可治疗肠风泻血。糯米能健脾暖，适用于脾胃虚寒所致的反胃、食欲减少、小儿疳积等症。

秘方来源 民间方。

## >>>> 小儿流涎

### 韭菜枸杞粥 ▼

⚠ 选取原料 白米100克●韭菜、枸杞子各15克●盐2克●味精1克

  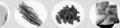

制作方法

❶韭菜洗净，切段；枸杞子洗净；白米泡发洗净。❷锅置火上，注水后，放入白米，用大火煮至米粒开花。❸放入韭菜、枸杞子，改用小火煮至粥成，加入盐、味精入味即可。

【性味归经】枸杞子味甘、性平。归肝、肾、肺经。
【适用疗效】益脾暖肾。
【用法用量】每日温热服用1次。

药粥解说 韭菜具有健胃、提神、止汗固涩、补肾助阳、固精等功效。韭菜、枸杞子、大米合熬成粥，共奏温脾暖肾的功效。

秘方来源 经验方。

# 多味水果粥 ▼

**选取原料** 梨、杧果、西瓜、苹果、葡萄各10克●大米100克●冰糖5克

**制作方法**

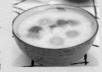

❶大米洗净，用清水浸泡片刻；梨、苹果洗净切块；杧果、西瓜取肉切块；葡萄洗净。❷锅置火上，放入大米，加适量清水煮至粥将成。❸放入所有水果煮至米粒开花，加冰糖熬融后调匀便可。

【性味归经】杧果味甘、酸，入肺、脾、胃经。

【适用疗效】用于小儿流涎等症。

【用法用量】每日温热服用2次。

【食物禁忌】不能过量食用。

●药粥解说 梨有助消化、利尿通便的功效。西瓜有开胃口、助消化、去暑疾的功效。苹果有健脾养胃、润肺止咳等作用。葡萄有降低胃酸、利胆的功效。

**秘方来源** 民间方。

# 橙香粥 ▼

 **选取原料** 橙子20克●大米90克●白糖12克●葱少许

 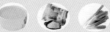

**制作方法**

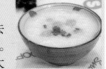

❶ 大米泡发洗净；橙子去皮洗净，切小块；葱洗净，切花。❷ 锅置火上，注入清水，放入大米，煮至米粒绽开后，放入橙子同煮。❸ 煮至粥成后，调入白糖入味，撒上葱花即可食用。

【性味归经】橙子性凉，味甘、酸。
【适用疗效】益脾暖胃，适用于小儿流涎等症。
【用法用量】每日温热服用1次。

【食物禁忌】忌与槟榔同食。

●药粥解说 橙子能生津止渴、开胃下气、帮助消化。大米有补中益气、健脾养胃、益精强志、和五脏、通血脉、聪耳明目、止烦、止渴、止泻的功效。

秘方来源 民间方。

>>>> 流行性腮腺炎

# 猪肉紫菜粥 ▼

⚠ 选取原料 大米、紫菜、猪肉、皮蛋、盐、胡椒粉、葱花、枸杞子各适量

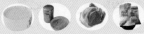

### 制作方法

❶ 大米洗净，放入清水中浸泡；猪肉洗净切末；皮蛋去壳，洗净切丁；紫菜泡发后撕碎。❷ 锅置火上，注入清水，放入大米煮至五成熟。❸ 放入猪肉、皮蛋、紫菜、枸杞子煮至米粒开花，加盐、胡椒粉调匀，撒上葱花即可。

【性味归经】紫菜性寒、味甘咸；入肺经。

【适用疗效】清热利湿。

【用法用量】每日温热服用1次。

【食物禁忌】需温热服用。

• 药粥解说 此粥有清热利湿、解毒消肿的功效。

秘方来源 民间方。

# 玉米须玉米粥 ▼

**选取原料** 玉米须、山药各适量●玉米粒80克
●大米100克●盐2克

## 制作方法

❶玉米粒泡发洗净；山药去皮，洗净，切丁；玉米须洗净，加水煎煮，滤取汁液备用；大米泡发，洗净备用。❷锅置火上，注入适量清水，放入大米、玉米粒、山药烧开。❸倒入玉米须汁液，煮至浓稠，调入盐拌匀即可。

【性味归经】玉米须味甘，性平；入膀胱、肝、胆经。

【适用疗效】利尿、泄热。

【用法用量】每日温热服用1次。

【食物禁忌】需温热服用。

•药粥解说 玉米须有利尿、泄热、平肝、利胆的功效。山药有健脾、补肺、固肾、益精等功效。

秘方来源 经验方。

# 香蕉芦荟粥 ▼

**选取原料** 大米100克●香蕉、芦荟各适量●白糖5克

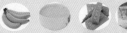

**制作方法**

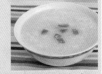

① 大米泡发洗净；香蕉去皮，碾成糊状待用；芦荟洗净，切片。
② 锅置火上，注入清水，放入大米煮至米粒熟后，放入香蕉糊、芦荟。③ 改用小火，慢慢熬制成粥后，调入白糖入味，即可食用。

【性味归经】芦荟性味苦寒，入肺、大肠经。

【适用疗效】用于腮腺炎等症，有通血脉、抗炎之功效。

【用法用量】每日温热服用1次。

【食物禁忌】不能过量食用。

●药粥解说 芦荟有清热通便、清肝除烦、抗炎、抗病原微生物、抗肿瘤、促进伤口愈合的功效。

秘方来源 民间方。

## >>>> 水痘

# 香蕉菠萝薏苡仁粥 ▼

 **选取原料** 香蕉、菠萝各适量●薏苡仁40克●
大米60克●白糖12克

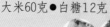

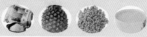

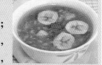

**制作方法**

❶大米、薏苡仁泡发洗净；菠萝去皮洗净，切块；香蕉去皮，切片。❷锅置火上，注入清水，放入大米、薏苡仁用大火煮至米粒开花。❸放入菠萝、香蕉，改小火煮至粥成，调入白糖入味，即可。

【性味归经】薏苡仁味甘淡，性凉；归脾、胃、肺经。
【适用疗效】健脾祛湿。
【用法用量】每日温热服用1次。

【食物禁忌】孕妇忌用。

•药粥解说 香蕉、菠萝、薏苡仁、大米合熬成粥，有健脾祛湿的功效，用于小儿水痘的治疗。

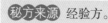 经验方。

# 桃仁花生蛋粥 ▼

**选取原料** 大米80克 ●核桃仁、花生米各10克 ●鹌鹑蛋2个 ●白糖、葱花适量

**制作方法**

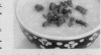

❶大米淘洗干净；鹌鹑蛋煮熟后去壳；核桃仁、花生米洗净。❷锅置火上，注入清水，放入大米、花生米煮至五成熟。❸再放入核桃仁煮至米粒开花，放入鹌鹑蛋，加白糖调匀，撒上葱花即可。

【性味归经】性味甘，温；归肾、肺、大肠经。

【适用疗效】清热除湿、散肿消毒。

【用法用量】每日温热服用1次。

**药粥解说** 核桃仁具有补气养血、润燥化痰、肿消毒等功效。花生有健脾益胃、益气养血、润肺止咳、通便滑肠的功效。其合熬成粥有清热除湿、散肿消毒的功效。

**秘方来源** 经验方。

# 香甜苹果粥 ▼

 选取原料 大米100克●苹果30克●玉米粒20克
●冰糖5克●葱花少许

## 制作方法

❶大米淘洗干净，用清水浸泡；苹果洗净后切块；玉米粒洗净。❷锅置火上，放入大米，加适量清水煮至八成熟。❸放入苹果、玉米粒煮至米烂，放入冰糖熬融调匀，撒上葱花便可。

【性味归经】玉米性味甘平；入肝、胆、膀胱经。

【适用疗效】健脾去湿、用于水痘等症。

【用法用量】每日温热服用1次。

【食物禁忌】不能过量食用。

●药粥解说 苹果有健脾养胃、润肺止咳、养心益气等效用。玉米粒有降血压、抗动脉硬化、延缓衰老等功效。大米有补中益气、健脾养胃功效。

秘方来源 民间方。

>>>> 小儿麻疹

# 五色大米粥▼

选取原料 绿豆、红豆、白豆、玉米、胡萝卜、大米、白糖各适量

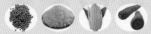

制作方法

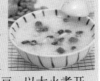

❶大米、绿豆、红豆、白豆均泡发洗净；玉米洗净；胡萝卜洗净，切丁。❷锅置火上，倒入清水，放入大米、绿豆、红豆、白豆，以大火煮开。❸加玉米、胡萝卜同煮至浓稠状，加白糖拌匀即可。

【性味归经】绿豆味甘，性寒；入心、胃经。
【适用疗效】发汗透疹、祛湿益气。
【用法用量】每日温热服用1次。

•药粥解说 绿豆有清热解毒、祛痘的作用。红豆有健脾止泻、利水消肿的功效。玉米有调中开胃、清湿热、利肝胆等功效。

秘方来源 民间方。

# 银菊葛根粥 ▼

 选取原料 金银花30克●杭菊花20克●葛根25克●粳米50克●冰糖适量

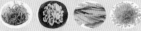

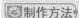 制作方法

❶金银花、杭菊花和葛根共煎，取汁去渣。❷汁同粳米煮粥。❸粥将熟时调入冰糖。

【性味归经】菊花性寒，味甘；归肺、肝经。

【适用疗效】清热解毒、佐以透疹。

【用法用量】每日一两次温热服用。

【食物禁忌】适用麻疹初起期使用。

•药粥解说 银花有清热解毒的功效；菊花有散风热的功效；葛根有发表散邪、解肌退热、透发麻疹的功效，可治疗表邪外束、疹出不畅等症。三药合用，能清热解毒、发表透疹。

秘方来源《食疗百味》。

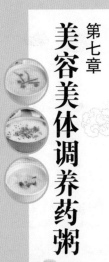

第七章

美容美体调养药粥

>>>> 肥胖

# 莱菔子大米粥 ▾

**选取原料** 大米100克●莱菔子5克●陈皮5克●
葱花少许

**制作方法**

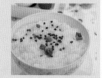

❶陈皮切成小块。❷煮大米
至米粒开花。❸放入莱菔子、陈皮，
粥煮成后调入白糖、葱花即可。

【性味归经】莱菔子性辛，味甘；入脾、胃、肺经。
【适用疗效】排毒瘦身。
【用法用量】每日温热服用1次。

【食物禁忌】气虚无食积，痰滞者要慎用。

●**药粥解说** 莱菔子能消食除胀、降气化痰。可用
来治疗饮食停滞、脘腹胀痛、大便秘结等症。陈皮
有理气健脾、调中、燥湿、化痰的功效。经常食用
此粥，有排毒瘦身的功效。

**秘方来源** 民间方。

# 绿豆莲子百合粥

 选取原料 绿豆40克●大米50克●莲子、百合、红枣●葱花、白糖各适量

制作方法

❶大米、绿豆均泡发洗净；莲子去芯洗净；红枣、百合均洗净切片；葱洗净切花。❷锅置火上，倒入清水，放入大米、绿豆、莲子一同煮开。❸加入红枣、百合同煮至浓稠状，调入白糖，撒上葱花。

【性味归经】莲子性平，味甘；入脾、肾、心经。
【适用疗效】排毒瘦身。
【用法用量】每日服用1次。

【食物禁忌】素体虚寒者不宜多食。

●药粥解说 绿豆、大米、莲子、百合、红枣合熬为粥，能清热解毒，排毒瘦身。

秘方来源 经验方。

# 玉米须荷叶葱花粥

 选取原料 玉米须、鲜荷叶各适量●大米80克●葱、盐适量

制作方法

❶荷叶熬汁。❷大米煮至浓稠时加入荷叶汁、玉米须同煮片刻，调入盐拌匀，撒上葱花。

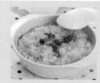

【性味归经】荷叶性平，味苦，入心、肝、脾经。
【适用疗效】解暑热、减肥胖。
【用法用量】每日2次，可作为早晚餐服用。

【食物禁忌】空腹食用。

药粥解说 玉米须有利尿、平肝、利胆的功效；荷叶清香升散，有消暑利湿、健脾升阳、散瘀止血的功效。中国自古以来就把荷叶奉为瘦身的良药，因为荷花的根和叶有单纯利尿、通便的作用。二味与大米合煮为粥，能减肥。

秘方来源 经验方。

# 冬瓜银杏高汤粥

 选取原料　冬瓜25克●银杏20克●姜末、葱、胡椒粉少许●大米100克●高汤半碗

制作方法

❶银杏去壳、皮，洗净；冬瓜去皮洗净泡发；葱洗净切花。❷锅置火上，注入水后，放入大米、银杏，用旺火煮至米粒完全开花。❸放入冬瓜、姜末，倒入高汤，改用文火煮至粥成，调入盐、胡椒粉入味，撒上葱花。

【性味归经】冬瓜味甘淡；入肺、大肠、小肠、膀胱经。

【适用疗效】降低血脂，排毒瘦身。

【用法用量】每日温热服用2次。

●药粥解说　银杏果能延缓衰老、美容养颜。冬瓜有降血压、保护肾脏、减肥降脂、美容养颜、消热祛暑的功效。经常食用此粥能排毒养颜、减肥塑身。

秘方来源　经验方。

# 玉米鸡蛋猪肉粥

 选取原料 玉米楂、猪肉、鸡蛋、盐、鸡精、葱花、料酒各适量

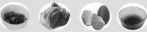

制作方法

❶猪肉切片，用料酒、盐腌渍片刻；玉米楂浸泡6小时备用；鸡蛋打入碗中搅匀。❷玉米煮粥，粥将成时下入猪肉，煮至猪肉变熟。❸淋入蛋液，加盐、鸡精调味，撒上葱花。

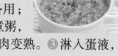

【性味归经】猪肉性平味甘咸，入脾、胃、肾三经。
【适用疗效】润肠通便、排毒养颜。
【用法用量】每日温热服用1次。

【食物禁忌】鸡蛋不能与红糖一起食用。

药粥解说 玉米有刺激胃肠蠕动、加速粪便排泄的功效；猪肉有补肾养血、滋阴润燥的功效；鸡蛋有健脑益智、改善记忆力的功效。

秘方来源 民间方。

# 鸡丁玉米粥

**选取原料** 大米80克●母鸡肉200克●玉米50克
●盐、香油、葱花各适量

**制作方法**

❶母鸡肉洗净，切丁，用料酒腌制；大米、玉米洗净，泡好。

❷锅中倒入鸡高汤，放入大米和玉米，旺火烧沸，下入腌好的鸡肉，转中火熬煮。

❸慢火将粥熬出香味，调入盐，淋香油，撒入葱花。

【性味归经】玉米性平味甘；入肝、胆、膀胱经。

【适用疗效】排毒瘦身。

【用法用量】每日温热服用1次。

【食物禁忌】脾胃虚寒者须慎食。

**药粥解说** 玉米中能调中开胃、益肺宁心、清湿热、利肝胆。香油有补血、润肠、生津、美发的功效。几味合熬为粥，能健脾和胃、排毒瘦身。

**秘方来源** 经验方。

# 燕麦枸杞粥

 选取原料 燕麦片50克●枸杞子10克●大米100克●糖适量

制作方法

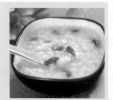

①枸杞子、燕麦片泡发后，洗净。②燕麦片、大米、枸杞子一起入锅加水煮半小时至成粥。调入白糖，煮至糖溶化即可。

【性味归经】枸杞子性平味甘；入肝、肾、肺经。

【适用疗效】益气补血、减肥塑身。

【用法用量】早、晚餐服用。

【食物禁忌】燕麦不能过量食用。

●药粥解说 燕麦可以改善血液循环，缓解生活与工作带来的压力；还有预防骨质疏松、促进伤口愈合、防止贫血的功效。燕麦片属低热食品，食后易引起饱腹感，长期食用具有减肥的功效。

秘方来源 经验方。

>>>> 美发乌发

# 木瓜芝麻粥

 选取原料 木瓜20克●熟芝麻少许●大米80克● 盐2克●葱少许

制作方法

❶大米泡发洗净；木瓜去皮洗净切小块；葱洗净切花。❷锅置火上，注入水，加入大米，煮至熟后，加入木瓜同煮。❸用小火煮至粥呈浓稠状时，调入盐入味，撒上葱花、熟芝麻即可。

【性味归经】芝麻性平，味甘；入脾、肺、大肠经。

【适用疗效】滋养肝肾。

【用法用量】每日温热服用1次。

【食物禁忌】湿热内盛者忌食。

•药粥解说 木瓜、芝麻、大米合熬成粥，具有滋养肝肾、明目润燥的功效。

秘方来源 经验方。

# 芝麻花生杏仁粥

 选取原料 黑芝麻10克●花生米、南杏仁各30克●大米、白糖、葱各适量

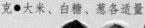

制作方法

① 大米洗净；黑芝麻、花生米、南杏仁均洗净；葱洗净切花。② 锅置火上，倒入清水，放入大米、花生米、南杏仁一同煮开。③ 加入黑芝麻同煮至浓稠状，调入白糖拌匀，撒上葱花即可。

【性味归经】芝麻性平，味甘；归肝、肾、大肠经。
【适用疗效】有润肠、乌发之功效。
【用法用量】每日温热服用1次。

【食物禁忌】不能过量食用。

药粥解说 芝麻能补肝，益肾，乌发，美颜，强身体，抗衰老。杏仁可滋润肌肤，改善皮肤血液状态，使头发亮丽。

秘方来源 民间方。

# 南瓜银耳粥

 选取原料 南瓜20克 ● 银耳40克 ● 大米60克 ● 白糖5克 ● 葱少许

制作方法

❶大米洗净；南瓜去皮洗净切小块；银耳泡发洗净，撕成小朵。❷锅置火上，注入清水，放入大米、南瓜煮至米粒绽开后，再放入银耳。❸用小火熬煮成粥时，调入白糖，撒上葱花即可。

【性味归经】南瓜性温，味甘，入脾、胃经。

【适用疗效】美发乌发。

【用法用量】每日温热服用1次。

【食物禁忌】 不能过量食用。

药粥解说 银耳能提高肝脏解毒能力，保护肝脏，有补脾开胃、益气清肠、安眠健胃、补脑、养阴清热、润燥的功效。其合熬为粥有美发乌发的功效。

秘方来源 经验方。

# 芋头芝麻粥

 选取原料 大米60克●鲜芋头20克●黑芝麻、玉米糁各适量●白糖5克

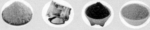

制作方法

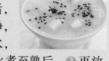

❶大米洗净，泡发半小时后，捞起沥干水分；芋头去皮洗净，切成小块。❷锅置火上，注入清水，放入大米、玉米糁、芋头用大火煮至熟后。❸再放入黑芝麻，改用小火煮至粥成，调入白糖即可食用。

【性味归经】芝麻性平，味甘，归肝、肾、大肠经。
【适用疗效】有润肠、乌发之功效。
【用法用量】每日温热服用1次。

【食物禁忌】不能过量食用。

药粥解说 芋头有益胃、宽肠、通便散结、补中益肝肾、添精益髓等功效。芝麻有补肝益肾、强身的作用，还有润燥滑肠、美发的作用。

秘方来源 经验方。

# 猪骨芝麻粥

 选取原料 大米80克●猪骨150克●熟芝麻10克
●醋、盐、味精、葱花各适量

 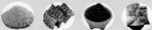  

制作方法

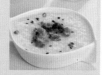

❶大米淘净，猪骨洗净，剁成块，入沸水中汆烫去除血水后，捞出。❷锅中注水，下入猪骨和大米，大火煮沸，滴入醋，转中火熬煮至米粒开花。❸改文火熬煮至粥浓稠，加盐、味精调味，撒上熟芝麻、葱花即可。

【性味归经】猪骨性温，味甘、咸；入脾、胃经。
【适用疗效】有润肠、乌发之功效。
【用法用量】每日温热服用1次。

【食物禁忌】不能过量食用。

药粥解说 芝麻有润肠、益肾、乌发、美颜的功效。常食用此粥，有美发的功效。

秘方来源 民间方。

## 山楂玉米粥

**选取原料** 大米100克●山楂片20克●胡萝卜丁、玉米粒各少许●砂糖5克

**制作方法**

❶大米淘洗干净；胡萝卜丁、玉米粒洗净备用；山楂片洗净并切成细丝。❷锅置火上，注入清水，放入大米煮至八成熟。❸再放入胡萝卜丁、玉米粒、山楂丝煮至粥将成，放入砂糖调匀便可。

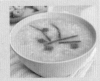

【性味归经】山楂性温，味甘酸；归脾、胃、肺、肝经。
【适用疗效】有润肠、乌发之功效。
【用法用量】每日温热服用1次。

【食物禁忌】不能过量食用。

●药粥解说 玉米含有胡萝卜素等营养成分，有开胃益智、宁心活血、调理中气等功效。其合熬为粥，有润肠、乌发的功效。

秘方来源 民间方。

第八章

# 滋补药粥

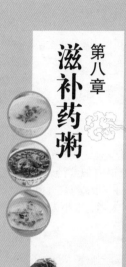

>>>> 延年益寿

# 淡菜粥 ▼

**选取原料** 淡菜150克 ● 竹笋、大米、盐、鸡精、鲜汤、白胡椒粉各适量

**制作方法**

❶淡菜洗净泡发；竹笋切片；大米淘净。❷锅内加鲜汤，加入淡菜、竹笋、白胡椒粉烧开煮15分钟。❸下入大米，改小火熬成粥，调入盐、鸡精。

【性味归经】淡菜性温味咸；入肝、肾经。
【适用疗效】润肠通便、养血益肝。
【用法用量】每日温热服用1次。

【食物禁忌】消化不良者不宜食用。

●药粥解说 淡菜有补肝肾、益精血的功效，可用于治疗虚劳羸瘦、眩晕、盗汗、腰痛等症。此粥能补肾益血、延年益寿。

秘方来源 民间方。

# 复方鱼腥草粥 ▼

 选取原料 鱼腥草、金银花、生石膏、竹茹各10克●大米、冰糖各适量

制作方法

①鱼腥草、金银花、生石膏、竹茹分别洗净。②以上药材下入砂锅中，加300毫升清水，以大火煎煮，至药汁约剩100毫升。③下入大米及适量清水，共煮为粥，再加冰糖稍煮。

【性味归经】鱼腥草味辛，性微寒；入肺经。

【适用疗效】降血脂，延年益寿。

【用法用量】每日温热服用1次。

【食物禁忌】虚寒性体质者忌服。

●药粥解说 鱼腥草有增强机体免疫功能、抗感染、抗病毒等功效。金银花有宣散风热、清解血毒的功效。竹茹有涤痰开郁、清热止呕、安神除烦的功效。

秘方来源 民间方。

# 银耳枸杞粥 ▼

**选取原料** 银耳适量 ● 枸杞子15克 ● 粳米50克 ● 白糖适量

**制作方法**

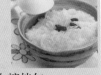

❶银耳泡发，洗净，摘成小朵备用；枸杞子用温水泡发至回软。❷米煮成稀粥。❸放入银耳、枸杞子同煮至各材料均熟，调入白糖拌匀。

【性味归经】银耳味甘，入心、肺、肾、胃经。

【适用疗效】滋阴润肺、益气健胃。

【用法用量】每日温热服用1次。

【食物禁忌】枸杞子不宜过量食用。

●**药粥解说** 银耳有"强精、补肾、润肺、生津、止咳、清热、养胃、补气、和血、强心、壮身、补脑、提神"之功。并常用于治疗老年慢性气管炎等病症，对高血压、动脉硬化等患者尤为适宜。

**秘方来源** 民间方。

# 人参枸杞粥 ▼

 选取原料 人参5克●枸杞子15克●大米100克
●冰糖10克

制作方法

❶人参切小块；枸杞子泡发洗
净；大米泡发。❷大米、玉米粒用
旺火煮至米粒完全绽开。❸放入人
参、枸杞子熬制成粥，调入冰糖。

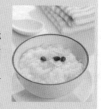

【性味归经】人参味甘，入脾、肺经。

【适用疗效】健脾益肺，抗衰老。

【用法用量】每日温热服用1次。

【食物禁忌】 实证、热证而正气不虚者慎用。

●药粥解说 人参有补元气、升血压、改善心肌缺血、
健脾益肺、抗氧化的功效；枸杞子有补肝益肾的功
效。二味与大米合煮为粥，能补血养颜，滋补强身。

秘方来源 民间方。

# 生菜肉丸粥 ▼

选取原料 生菜30克●猪肉丸子80克●香菇、大米、生菜、盐、味精、葱各适量

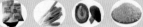

制作方法

❶生菜洗净，切丝；香菇洗净，对切；大米淘净，泡好；猪肉丸子洗净，切小块。❷煮好米粥放香菇、猪肉丸子，煮至肉丸变熟。❸放入生菜，待粥熬好，加调料，撒上葱花即可。

【性味归经】生菜性凉味甘；入膀胱经。

【适用疗效】清热解毒、宁心安神。

【用法用量】每日温热服用1次。

【食物禁忌】尿频、胃寒的人应少食。

●药粥解说 生菜清热安神、清肝利胆、养胃。猪肉丸补肾养血，滋阴润燥，适用于肾虚体弱者。此粥能养血益肝、养阴清热、延年益寿。

秘方来源 民间方。

# 梅肉山楂青菜粥 ▼

**选取原料** 乌梅、山楂各20克●青菜10克●大米100克

## 制作方法

❶大米洗净，用清水浸泡；山楂洗净；青菜洗净后切丝。❷锅置火上，注入清水，放入大米煮至七成熟。❸放入山楂、乌梅煮至粥将成时，放入冰糖、青菜稍煮。

【性味归经】山楂性味酸、甘，性微温；入脾、胃、肝经。

【适用疗效】润肠通便、延年益寿。

【用法用量】每日温热服用1次。

【食物禁忌】糖尿病患者忌食。

●药粥解说 乌梅能治疗皮肤瘙痒、胃酸缺乏、慢性肾炎等症。山楂有健胃、强心、助消化、降血脂、降血压、散瘀血、驱绦虫、防癌抗癌的功效。

秘方来源 民间方。

# 香菇双蛋粥 ▼

**选取原料** 香菇、虾米、葱花、盐、胡椒粉少许●皮蛋、鸡蛋各1个●大米100克

## 制作方法

❶ 大米淘净；鸡蛋煮熟后切丁；皮蛋去壳，洗净切丁；香菇择洗干净，切末；虾米洗净。

❷ 米粥将熟时放入皮蛋、鸡蛋、香菇末、虾米煮至米粒开花，加入盐、胡椒粉调匀，撒上葱花。

【性味归经】香菇性味甘平；归肝、胃经。

【适用疗效】延缓衰老、提高免疫力。

【用法用量】每日温热服用1次。

【食物禁忌】胃炎患者忌食。

●**药粥解说** 香菇能提高机体免疫功能、延缓衰老、防癌抗癌、降血压、降血脂。虾米能补肾壮阳、理气开胃、保护心血管系统，防止动脉硬化。

秘方来源 民间方。

# 香菇鸡翅大米粥

 选取原料 香菇15克●鸡翅200克●大米60克●葱10克●盐2克●葱花适量

   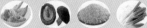

制作方法

❶香菇泡发切块；大米洗净后泡水半小时；鸡翅洗净切块；葱切花。❷待大米放入锅中，加适量水，大火煮开，加入鸡翅、香菇同煮。❸粥成浓稠状时，调入调料，撒上葱花。

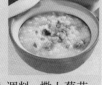

【性味归经】鸡翅性温、味甘；归脾、胃经。

【适用疗效】强腰健胃、延年益寿。

【用法用量】每日温热服用1次。

●药粥解说 香菇有降血压、降血脂、降胆固醇、延缓衰老、防癌抗癌的功效，可治疗糖尿病、肺结核、传染性肝炎、消化不良、神经炎、便秘等症。鸡翅含有丰富的胶原蛋白，能保持皮肤光泽、强腰健胃的功效。

秘方来源 民间方。

# 螃蟹豆腐粥 ▼

**选取原料** 螃蟹、豆腐、白米饭、盐、味精、香油、胡椒粉、葱各适量

**制作方法**

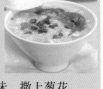

❶螃蟹洗净后蒸熟；豆腐洗净，沥干水分后研碎。❷锅置火上，放入清水，烧沸后倒入白菜饭，煮至七成熟。❸放入蟹肉、豆腐熬煮至粥将成，调味，撒上葱花。

【性味归经】螃蟹性寒、味咸；归肝、胃经。

【适用疗效】强筋健骨、延年益寿。

【用法用量】每日温热服用 1 次。

**◆药粥解说** 螃蟹有清热解毒、补骨添髓、养筋接骨、活血祛痰、利湿退黄、利肢节、滋肝阴、充胃液的功效。豆腐能补脾益胃、清热润燥、利小便、解热毒。长期食用能强筋健骨、延年益寿。

**秘方来源** 民间方。

>>>> 明目增视

# 猪肝南瓜粥 ▼

[选取原料] 猪肝、南瓜、大米、盐、料酒、味精、香油、葱花各适量

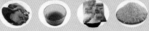

[制作方法]

❶南瓜洗净去皮切块；猪肝洗净切片；大米淘净泡好。❷锅中注水，下入大米，下入南瓜，转中火熬煮。❸粥将熟时，下入猪肝，加盐、料酒、味精，猪肝熟透时淋入香油，撒上葱花。

【性味归经】南瓜性温味甘；入脾、胃经。
【适用疗效】补中益气、补肝明目。
【用法用量】每日温热服用1次。

【食物禁忌】患有高血压的人忌服。

•药粥解说 猪肝与南瓜合熬为粥，能补肝明目、补益脾胃。

秘方来源 民间方。

# 猪肝菠菜粥 ▼

 选取原料 猪肝100克●菠菜50克●大米80克●盐、鸡精、葱花各适量

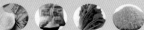

## 制作方法

❶ 菠菜洗净切碎；猪肝洗净切片；大米淘净。❷ 大米下入锅中，加适量清水，旺火烧沸，转中火熬至米粒散开。❸ 下入猪肝，慢熬成粥，最后下入菠菜拌匀，调入盐、鸡精，撒上葱花。

【性味归经】菠菜性凉，味辛甘；入肠、胃经。

【适用疗效】养肝明目。

【用法用量】每日温热服用1次。

【食物禁忌】患有高血压、冠心病、肥胖症及血脂高的人忌食。

●药粥解说 猪肝是天然的补血妙品，可用于改善贫血、视力模糊、两目干涩、夜盲等症。

秘方来源 民间方。

# 猪肝青豆粥 ▼

 选取原料 猪肝100克●青豆60克●陈大米80克
●枸杞子20克●葱、盐适量

制作方法

❶青豆去壳，洗净；猪肝洗净切片；陈大米淘净泡好；枸杞子洗净。❷陈大米入锅、加水，旺火烧沸，下入青豆、枸杞子，转中火熬至米粒开花。❸下入猪肝，慢熬成粥，调入盐，撒上葱花。

【性味归经】青豆性平，味甘；入脾、大肠经。
【适用疗效】养肝明目。
【用法用量】每日温热服用1次。

【食物禁忌】高血压、冠心病、肥胖症的人忌食。

●药粥解说 青豆健脾宽中、润燥消水。猪肝可用于改善视力模糊、两目干涩、夜盲及目赤等症。

秘方来源 民间方。

>>>> 气虚

# 鹌鹑猪肉玉米粥 ▼

**选取原料** 鹌鹑、猪肉、玉米、大米、料酒、姜丝、盐、葱花各适量

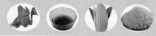

**制作方法**

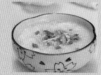

❶猪肉洗净切片；大米、玉米淘净，泡好；鹌鹑洗净切块，用料酒腌制，入锅煲好。❷锅中放大米、玉米、水，旺火烧沸，下入猪肉、姜丝，转中火熬煮至米粒软散。❸下入鹌鹑，慢火将粥熬出香味，调入盐调味，撒入葱花即可。

【性味归经】鹌鹑性甘、平、无毒。入大肠、心、肝、脾、肺、肾经。

【适用疗效】补中益气，养血安神。

【用法用量】每日温热服用1次。

• **药粥解说** 此粥具有补中益气的功效。

**秘方来源** 民间方。

# 提气养生粥 ▼

 选取原料 黄芪、麦冬、红枣、枸杞子、燕麦片、胡萝卜、大米、鸡丁、鲜白果、花椰菜、盐各适量

制作方法

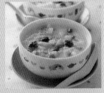

❶黄芪、麦冬洗净，用纱布袋包起；红枣、枸杞子洗净备用；大米、燕麦片洗净。❷鸡胸肉切小丁；花椰菜洗净后切小朵；胡萝卜切丁。❸将药材包、红枣、大米、燕麦片和水1500毫升一起放入锅中，煮熟后挑出药材包，再加入胡萝卜丁、花椰菜、鲜白果、鸡丁、枸杞子，煮熟后调味。

【性味归经】黄芪性味甘、性微温；入脾、肺经。

【适用疗效】补益强身、增强体质。

【用法用量】每日温热服用1次。

•药粥解说 此粥能健脾和胃、生津止渴、健脾益气。

秘方来源 民间方。

# 鹌鹑花生三豆粥 ▼

⚖ 选取原料 鹌鹑、花生米、红芸豆、绿豆、赤小豆、麦仁、料酒、糖各适量

制作方法

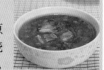

① 鹌鹑洗净，切块；其余原材料全部淘净，泡好。② 油锅烧热，放入鹌鹑，烹入料酒翻炒，捞出；锅中注水，下入泡好的原材料，大火煮沸。③ 下入鹌鹑，熬煮至粥成，食用时加糖调味即可。

【性味归经】花生性平，味甘；入脾、肺经。
【适用疗效】滋养气血、益气健脾。
【用法用量】每日温热服用 1 次。

【食物禁忌】肥胖症及血脂高的人忌食。

• 药粥解说 鹌鹑益中补气、强筋骨、耐寒暑、消结热、利水消肿。花生健脾益胃、益气养血、润肺止咳。此粥具有滋养气血、益气健脾的功效。

秘方来源 民间方。

>>>> 血虚

# 双莲粥 ▼

**选取原料** 莲子20克●糯米100克●红米50克●莲藕50克●红糖适量

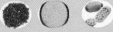

**制作方法**

❶红米洗净；糯米洗净后泡水2小时以上，莲子冲水洗净，莲藕洗净后去皮切片。❷锅中放入红米、糯米、莲藕及适量水，用大火煮至米软。❸放入莲子煮半小时，调入红糖。

【性味归经】红米味甘，性温；归肝、脾、大肠经。
【适用疗效】健脾胃、补血益肝。
【用法用量】每日温热服用1次。

【食物禁忌】不宜空腹服用。

●药粥解说 此粥补血养血，温补强身。

秘方来源 民间方。

# 红枣乌鸡腿粥

 选取原料 乌骨鸡腿150克●红枣、大米、盐、胡椒粉、葱花各适量

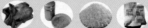

制作方法

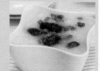

❶乌骨鸡腿洗净，剁成块，再下入油锅中炒至熟后，盛出；红枣洗净，去核；大米淘净，泡好。❷砂锅中加入适量清水，放入大米，大火煮沸，放入红枣，转中火熬煮。❸下入乌骨鸡腿，待粥熬出香味且粥浓稠时，加盐、胡椒粉调味，撒上葱花即可。

【性味归经】红枣性味甘温；入脾、胃经。
【适用疗效】补血养血、固精益肾。
【用法用量】每日晚餐服用。

【食物禁忌】 不宜久食。

●药粥解说 乌鸡含有较高的滋补价值的黑色素，有滋阴、补血、添精的功效。

秘方来源 经验方。

# 草鱼猪肝干贝粥 ▼

 选取原料 鲜草鱼肉、猪肝、水发干贝、盐、高汤、枸杞子、葱花、白粥各适量

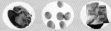

制作方法

❶草鱼肉洗净后切块；猪肝洗净切片；干贝用温水泡发后撕成细丝。❷油锅烧热，倒入猪肝炒至变色后盛出。❸锅置火上，注入高汤，放入鱼肉煮熟后倒入猪肝、枸杞子、干贝、白粥略煮，加盐调味，撒上葱花便可。

【性味归经】猪肝性温，味甘苦；归肝经。
【适用疗效】养血明目，滋阴补肝。
【用法用量】每日晚餐服用。

【食物禁忌】胆固醇高者不宜食用。

•药粥解说 猪肝、干贝、草鱼、大米共熬为粥，不仅美味可口，还能养血明目。

秘方来源 经验方。

# 红米粥 ▼

 选取原料 红豆80克●红枣10枚●红米、盐、味精、花椒粒、姜末各适量

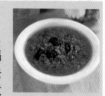

制作方法

❶红米、红豆、红枣洗净，用清水泡软。❷红米、红豆入锅中，加适量清水煮粥。❸红枣去核，待粥沸时加入，用小火再煮半小时后调入盐、花椒粒、味精、姜末，稍煮即可。

【性味归经】红豆性平味甘；入心、小肠经。

【适用疗效】补血益血。

【用法用量】每日温热服用2次。

【食物禁忌】尿多之人忌食。

药粥解说 红米有补血、预防贫血、预防结肠癌的功效；红枣补虚益气、养血安神、健脾和胃。几味合熬成粥，长期食用，能强身健体、抗老防衰。

秘方来源 民间方。

# 三豆山药粥

**选取原料** 大米100克●山药30克●黄豆、红芸豆、豌豆各适量●白糖10克

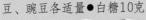

**制作方法**

❶大米泡发洗净；山药去皮洗净，切块；黄豆、红芸豆、豌豆洗净。❷用大火煮至米粒绽开，放入黄豆、红芸豆、豌豆同煮。❸改用小火煮至粥成、闻见香味时，放入白糖调味即成。

【性味归经】山药性味甘平，归脾、肺、肾经。
【适用疗效】补益脾胃。
【用法用量】每日温热服用1次。

【食物禁忌】需温热服用。

●药粥解说 黄豆宽中、下气、利大肠、消水肿毒，具有补脾益气、消热解毒的功效，是食疗佳品。此粥有补益脾胃、养血补血的功效。

秘方来源 经验方。

>>>> 气血两虚

## 红枣当归乌鸡粥 ▼

**选取原料** 大米、乌鸡肉、当归、青菜、红枣、料酒、生抽、盐各适量

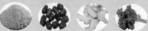

**制作方法**

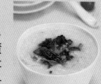

❶大米淘净；乌鸡肉洗净，剁成块，加入料酒、生抽、盐腌渍片刻；青菜洗净切碎；当归、红枣洗净。❷锅中加适量清水，下入大米大火煮沸，下入乌鸡肉、当归、红枣，转中火熬煮至将成。❸再下入青菜熬煮成粥，下入盐调味即可。

【性味归经】红枣性温，味甘；入脾、胃经。
【适用疗效】养血安神、补中益气。
【用法用量】每日温热服用1次。

【食物禁忌】患有严重皮肤疾病者不宜食用。

•药粥解说 此粥有养血安神的功效。

秘方来源 经验方。

# 脊肉粥 ▼

选取原料 猪脊肉、粳米各100克●食油、盐、胡椒粉、葱花、姜末、枸杞、川椒粉各少许

制作方法

① 猪脊肉切成小块，放锅内用香油炒一下。② 锅中加水、粳米、枸杞、姜末煮粥。③ 粥将熟时加入盐、胡椒粉、川椒粉，稍煮撒葱花即可。

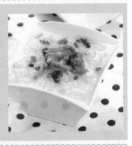

【性味归经】猪脊肉性平，味甘；入脾、胃、肾经。

【适用疗效】补气血，补中益气。

【用法用量】随意服用。

【食物禁忌】感冒风邪不尽者不宜服用。

●药粥解说 四味合煮粥，适用于体质虚弱、消瘦及营养不良者。

秘方来源《养生食鉴》。

>>>> 阴虚

# 地黄粥▼

**选取原料** 生地黄10克●粳米50克●红糖、葱花适量

**制作方法**

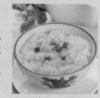

①生地黄加水煎煮，去渣取汁。②粳米与水熬煮粥。③粥将熟时加入地黄汁。④食用时调入红糖、葱花。

【性味归经】生地黄性寒，味甘、苦；归心、肝、肺经。

【适用疗效】润肺，滋阴养血。

【用法用量】空腹食用。

【食物禁忌】食少痰多、脾虚泄泻者慎用。

●药粥解说 生地黄有清热凉血、养阴生津、通血脉、益气力等功效，可用来治疗由肾阴不足引起的心悸不安、魂魄不定及阴虚内热等症。常食地黄粥，能乌须黑发，增强体质。

秘方来源《食医心鉴》。

# 猪肾粥

选取原料 猪肾1对●粳米100克●红豆50克●葱白5克●生姜、盐、葱花各适量

制作方法

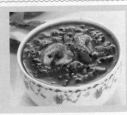

❶猪肾去膜及腰筋，洗净切花刀。❷与粳米、红豆合煮为粥。❸粥熟时放入葱白、生姜和盐。

【性味归经】猪肾性平，味咸；入肝、肾二经。

【适用疗效】益气和中。

【用法用量】早餐空腹食用。

【食物禁忌】性功能亢进者不宜选用。

●药粥解说 猪肾有温肾益气、行气利水的功效。其与粳米煮粥服食，能健脾温肾、脾肾双补，对于老年体弱，肾气虚衰者，颇有补益的功效，常服用此粥能保健延寿。

秘方来源《本草纲目》。

>>>> 阳虚

## 羊肉鹌蛋粥 ▼

 选取原料 鹌鹑蛋、大米、羊肉、葱白、姜末、盐、味精、葱花各适量

制作方法

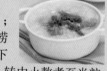

❶鹌鹑蛋煮熟，去壳切碎；羊肉洗净切片，入开水氽烫，捞出；大米淘净。❷锅中注水，下入大米烧开后下入羊肉、姜末，转中火熬煮至米粒开花。❸下入葱白和鹌鹑蛋，转小火，熬煮成粥，加盐、味精调味，撒上葱花即可。

【性味归经】羊肉性热，味甘；归脾、胃、肾经。
【适用疗效】健脾温肾。
【用法用量】每日温热服用1次。

【食物禁忌】热证者忌食用。

药粥解说 此粥对脾肾阳虚极有补益。

秘方来源 经验方。

# 牛肉枸杞粥

 选取原料 牛肉、枸杞子、大米、盐、料酒、味精、姜末、葱花、香油各适量

制作方法

❶牛肉洗净切块，用料酒腌渍，入锅炒熟；大米淘净；枸杞子洗净。❷大米入锅，加适量清水，旺火煮沸，下入姜末、枸杞子，转中火熬煮。❸下入牛肉，转小火熬煮粥浓稠，调入盐、味精调味，淋香油，撒入葱花即可。

【性味归经】枸杞子性平，味甘；归肝，肾，肺经。
【适用疗效】健脾温肾。
【用法用量】每日温热服用1次。

【食物禁忌】早晚温热服用。

●药粥解说 枸杞子有滋肾润肺、补肝明目的作用；牛肉因营养丰富、滋补力强，所以有填精益髓的功效。

秘方来源 经验方。

# 牛肉花生粥 ▼

 选取原料 牛肉、大米、花生米、胡萝卜、料酒、姜末、盐、葱花各适量

制作方法

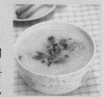

❶大米淘净；花生米洗净；胡萝卜洗净切丁；牛肉洗净，切块。❷锅烧热，放入牛肉，入料酒翻炒，加入高汤，下入大米以旺火煮沸，下入花生、姜末转中火熬煮。❸下入胡萝卜，以慢火熬煮粥香，入盐，撒上葱花即可。

【性味归经】牛肉性平，味甘，归脾、胃经。
【适用疗效】温肾助阳、补中益气。
【用法用量】早晚温热服用。

【食物禁忌】外感发热者不宜服用。

药粥解说 此粥可用于治疗脾肾阳虚、胸腹胀满等症。

秘方来源 经验方。